U0381037

（英国）琳达·加斯克(Linda Gask) —— 著

秦燕萍 —— 译

沉默的另一端

不要让你爱的人失去愉悦的能力

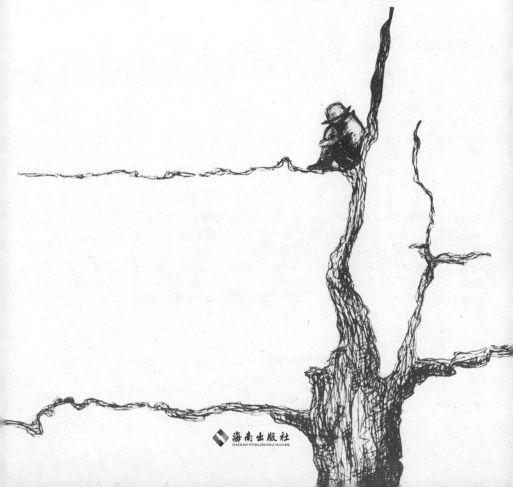

海南出版社
HAINAN PUBLISHING HOUSE

版权所有　不得翻印
版权合同登记号：图字：30-2016-100 号
　　图书在版编目 (CIP) 数据
　　沉默的另一端 /（英）琳达·加斯克 (Linda Gask)
著；秦燕萍译 . -- 海口：海南出版社，2017.8
　　书名原文：The Other Side of Silence
　　ISBN 978-7-5443-7321-0
　　Ⅰ . ①沉… Ⅱ . ①琳… ②秦… Ⅲ . ①抑郁症 – 治疗
– 通俗读物 Ⅳ . ① R749.405-49
　　中国版本图书馆 CIP 数据核字 (2017) 第 160920 号

沉默的另一端

作　　者：［英国］琳达·加斯克
译　　者：秦燕萍
策　　划：冉子健
责任编辑：孙　芳
执行编辑：张　雪
责任印制：杨　程
印刷装订：北京盛彩捷印刷有限公司
读者服务：蔡爱霞　郄亚楠
出版发行：海南出版社
总社地址：海口市金盘开发区建设三横路 2 号　邮编：570216
北京地址：北京市朝阳区红军营南路 15 号瑞普大厦 C 座 1802 室
电话：0898-66830929　010-64828814-602
E-mail：hnbook@263.net
经销：全国新华书店经销
出版日期：2017 年 8 月第 1 版　2017 年 8 月第 1 次印刷
开　　本：880mm×1230mm　1/32
印　　张：8.25
字　　数：176 千
书　　号：ISBN 978-7-5443-7321-0
定　　价：39.80 元

谨献给约翰

praise

赞 誉

这是一个引人注目的、直抵人心的对抑郁症的精彩描述，但本书的价值远不止如此。加斯克博士把她的个人经历和临床经验通过细腻的刻画和描述，编撰成一个故事、一部回忆录、一本手册和指南，你将从这本指南里真正了解有关抑郁症的知识。

西蒙·韦斯利，英国皇家精神科医学院院长

她，勇敢、无畏和尖锐——尤其是医生、病人和大学教师的三重身份同时交织在她一个人身上，错综复杂。正因如此，没有人比她更了解这一切。

苏珊·贝莉，英国皇家精神科医学院教授

诚实、生动、有力……任何一位曾经与所谓的"常见的心理健康问题"抗争的人都会对这本书产生共鸣。

卡洛琳·丘·格雷厄姆，全科医生和基尔大学综合医疗研究学院教授

一直感到沮丧的人，或家庭中有抑郁症患者的人，能够感同身受自我怀疑、令人苦恼的焦虑。加斯克是勇敢的公众人物，虽然并非所有人会达到她最后设法达到的自我接受。琳达·加斯克取得了非凡的成就：一本从个人和科学角度探讨抑郁症的书。

路易斯·阿普尔比，英国心理健康中心前主任

琳达·加斯克的真诚坦率和令人印象深刻的书探讨了她反复发作的抑郁症，包括她接受治疗的整个过程。使这本书从其他类似的回忆录中脱颖而出的是，在她与抑郁症抗争的整个过程中，她是一位执业的精神科医生。她诊治的患者扩展和丰富了她对抑郁症的认识，她用生动的散文形式描述了这些患者，笔下的他们栩栩如生，而不是枯燥的临床实例。贯穿整本书的是她毫不畏惧地渐渐展开她的生活——以痛苦的方式描述了从困扰她家人的严重心理问题到在一个竞争激烈的无情职业中挣扎着不迷失自我的整个历程。尽管书的主题如此，但它却不是一本令人沮丧的书。它讲述了一个内容丰富、充满人情味的故事，幸运的是通篇没有充斥这个领域的过于简单化的陈词滥调。加斯克博士有关抑郁症方面的知识渊博，最重要的是，她了解我们所不知道的。

汤姆·伯恩斯，牛津大学社会精神病学名誉教授

acknowle-
dgements

致 谢

感谢在过去的四十年里，照顾和帮助我度过艰难时刻的每一个人。我在本书中没有使用真实姓名，但是我要特别向萨拉·达文波特道一声"谢谢"。对于写作上的帮助，特别感谢朱迪思·巴林顿和她在艾尔玛色若城的传奇回忆录写作工作坊，以及来自奠基石出版社的本·埃文斯，他仔细地阅读和评论了两份初稿。

"药物治疗"这一章的早期版本最初发表在《开放思维》上。在格雷厄姆莫克里斯蒂公司的简·格雷厄姆·莫认为在此值得一提；戴勒出版公司的克莱尔·普丽玛和玛德莲·史蒂文斯使本书成功付印，约翰·曼顿一直鼓励我不懈努力——去完成最困难的任务。

contents

目 录

"假如我们有着所有普通人对生活的敏锐眼光和感觉，就像是能听到芳草生长和松鼠心脏跳动的声音，那么我们宁愿死于沉默的另一端的怒吼声中。"

乔治·艾略特，《米德尔马契》

introduction

引言

我的个人抑郁之旅

这里讲述的是一个有关克服抑郁症，同时也是从丧亲之痛中恢复过来的故事。这两者息息相关。我之所以知道这一点，不仅因为这是我个人的亲身经历，而且因为我是一位心理医生。我专门从事抑郁症的治疗，抑郁症曾在我整个成人阶段一直折磨着我。我从抑郁症中挺过来，并且克服了它。因此，我知道别人也可以克服抑郁症。

故事描述了悲伤的时刻，甚至绝望的时刻，但我并不打算将其写成一个令人沮丧的故事。我旨在提供希望给那些曾像我一样生活着的人们。我想让他们知道总是可以感觉更美好一些：关于你自己、关于你的生活和未来。关键在于，当你深陷抑郁症的困境时，重新夺回希望似乎很难做到。情绪低落影响我们的生活观，不仅使我们对别人无法做出恰当的判断，更严重的是使我们对自己也无法做出恰当的判断。当你认为自己正如别人经常强调的那样完全一无是处的时候，很难乐观地看待问题。我在这本书中想表达的是，无论你是一位有着类似悲观想法的人，还是你关心身边的某位抑郁症患者，这世上总能找到一条出路。

抑郁症往往不仅是由人际关系的丧失导致的，而且是由于失去了其他对我们来说重要的事情——我们在生活中的角色、我们的健康或我们的自尊心——而诱发的。并且，抑郁症本身可以导致进一步的损害，因为我们会变得难以相处，或者无法在生活中扮演自己的角色。当人类失去对他们而言特别的东西或人的时候，他们会感到悲伤。悲伤是正常的，并且通常会随着时间的推移而消失，但是如果它没有消失，那么悲伤与抑郁症就会变得很像，这两者会让我们轻易地遭受进一步的损害。

很少有人知道我的全部故事，只有我现在的医生熟悉我的大部分故事。她是我的监护人，至少目前是。我第一次见她大约是在七年前，这似乎是一个不错的故事开头。

我当时在南曼彻斯特威森肖医院的一个阴冷的新诊室里，在高级病房里，这是一栋现代建筑，里面的每个病房都不合时宜地用一位作家或诗人的名字来命名。医院诊室是一间空荡荡的、缺乏人情味的办公室，医生每周来此"坐诊"一两次。房间里甚至没有一个档案柜，可供我擅自打开并且仔细查阅。虽然房间不够新，但我开始靠吸入地毯粘合剂的气味来过把瘾，我甚至可以嗅出空气中轻微的艾沃·史缇可牌粘合剂的气味。唯一的消遣是办公桌拐角上的那本上个月出版的折了角的医院刊物。我读了为乳腺癌而举办的募捐长跑的文章，让自己在等待新医生时分散一下注意力，她之前赶回服务台去取台子上我的病历去了。我再一次感到孤独并且十分害怕。

当然，这不是我第一次以病人的身份坐在心理医生的椅子上。但这个场合很奇怪，因为此刻坐在对面的人——我将称呼她为V医生，是一个我认识了几年的同事，她同意给我看病、照顾我。她彬彬有礼，工作效率高，用我有时观察他人的方式看着我——从她的眼镜框上方看向我，别人告诉我，这种看人的方式令人生畏，但我看得出，她在这种情形下也无法完全感到轻松。在我讲话时她一直拨弄着她的钢笔，而且几乎好像我可以读懂她的想法，因为这种诊断疾病的过程对我而言是非常熟悉的。在期待中，我手心出汗，心怦怦地跳。我的舌头似乎莫名其妙地粘在我的口腔上颚上，我不得不靠深呼吸来消除疑虑，我仍控制着自己的身体。我知道这些都是焦虑的体症，但我担心：她会怎么看待我？我应该告诉她多少？当你成为精神病医生发问的对象时，你会发觉自己巧妙地判断着需要提供多少回答，亦或需要避开什么回答。

"从一到十的数值范围内，十实际上等于你曾经的感受，你认为自己此刻处在什么数值上？"她停顿了一下，等待我的回答。

"大约六或七。"

这个问题很难回答。我告诉患者不要去思考，而是本能地做出回答，但是我是真的觉得自己像是处在一个"七"的数值上呢？亦或我只是想证明这一次，我占据了其他人可能曾经处过的这个"位置"呢？在我的脑海里，我准备过，甚至排练过大部分问题的答案，因为我确切地知道接下来会发生什么。

"我已经知道很多了，从这封信里，"她继续说道，指着她从我前一位会诊医生那里得到的短笺，"但你能告诉我更多有关你过去的情况吗？这一切是从什么时候开始的？"

"我十几岁的时候，曾经感到非常焦虑，尤其是在考试前。"我解释道，忘记补充说我仍在做噩梦，梦里我主要担心还未通过我的期末考试。

"这里面有一处谈到关于……的亡故。"她开始了，沙沙作响地翻阅着这封信。

"是的。"我回答说。我觉得我还没有准备好谈论这件事，我对她了解得还不够。我不确定我是否想开始再次去逐渐了解另一位医生——或者说，允许他们渐渐地了解我——因为允许建立那种信任的纽带使得信任在它消失时变得越发困难。

没有察觉到我的疑虑，医生继续提问："你很难摆脱丧亲带来的伤痛吗？"

我经常问别人同样的问题，但是死亡的影响是你真正能"摆脱"的吗？我不知道你是如何知道答案的，但是我只是回答"是的"，因为那似乎是正确的答案。我还知道，过了许多年之后，我才真正开始悲伤，并且接连的失去，如我的医生退休，都可以重新唤起悲伤的往事。

"那么你目前接受什么治疗？"

"我服用60毫克的度洛西汀和200微克的甲状腺素。"我边回答，边想着我已经试着服用过多少种不同的药物。

我不得不同时停止服用锂——一种"情绪安定剂"和文拉法辛——一种抗抑郁药，因为我的心电图显示不正常（我患有"QT 间隔延长综合征"，这增加了我的心脏在某一天会忘记跳动的风险）。我对停止服用锂并不感到伤心，因为服用锂会导致我的甲状腺活动低下。然后，就像现在，如果我不服用甲状腺素片，我会疲倦，体重增加，而这一切只会让我感觉更糟糕。

"……并且我也试过心理治疗，至少在一段时间内它是有帮助的。"我又说道。

"什么样的治疗？"

"心理动力方面的，我从来没有接受过认知行为治疗。"当时的情况的确如此，虽然我后来尝试过这种治疗。

我花了很多时间试图搞清楚我为什么会得抑郁症，为什么有些事可以让我在短短几天的时间里陷入彻底的绝望。心理动力疗法是试图理解过去的关系对现在的影响。CBT（认知行为疗法）不同，它更关注学会如何去应对那种对于当今世界的无益的思考方式，这种思考方式会让你此时此地变得抑郁。

"你最后一次犯病是什么时候？"紧接着下一个问题。

"几年前，我因为工作上的问题必须请假……六个月……但是我现在已经恢复正常了。"

难道不多半是因为工作的缘故吗？至少我觉得来自工作的压力最大。从来不是病人而是神经衰弱让我夜不成寐。我太敏感，太容易受到身边的人语言和行为的影响。

"但我的确在冬季情绪更低落一些。"

我们继续交谈了大约 45 分钟，就下一步应该做什么和什么时候再见面达成了一致意见。

当我起身离开时，V 医生说："下次你来的时候不必等在外面，我们可以找个更安静的地方。"我知道她是想免去我被同事们认出的尴尬，但这正是我花几个小时告诉我的病人不要为此感到羞愧的事情。

"没关系，我待在外面挺好的。"

我很乐意在看日间电视节目时，和候诊室里的其他所有人一起，把音量调低。

也许我抑郁症的发作碰巧都发生在每学年开始的时候，以及随后工作量增加的时候。或者也许有下面这种与事实有关的、更科学的解释：即我与许多有抑郁情绪的人一样，觉得冬季时身处这种高纬度地区，缺少阳光让人无法忍受。我当时不知道答案……我现在还是不知道。我就是这样子。大部分时间我都可以应付过去，好几个月，甚至一年多的时间里我都挺健康，但是我的生命里有复发期，这时，世界似乎变得更黑暗、更充满敌意、更无情。我能确定我是一位抑郁症患者。

在过去的 30 年里，我听过很多有关抑郁和绝望的故事，从那些与我分享他们的生活的人那里学到了很多。尽管我对他们的经历能够感同身受，但是我一般不向他们透露自己的抑郁症病史。每当我自己还没有健康到可以治疗他人的时候，我寻求帮助，努力让自己先恢复正常。自己心理不健康的时候却试图去治疗他人，这是有悖于医德的。然而，我相信我患抑郁症的经历有助于使我成为一个更亲切和更善解人意的治疗师。心理医生比其他科医生患抑郁症的频率更高，抑郁症专家并不会对抑郁产生免疫，我也无法完全解释清楚这一切。

我所知道的是，当一个人初次被要求解释哪儿不对劲时，他们可能会觉得几乎不可能确切地说清楚究竟是什么毛病。他们可能尚未找到恰当的词汇来描述他们在心中隐蔽处感受到的情感。他们可能对与他们病因有关的"是什么""为什么"和"如何做"这些问题还没有形成清晰的想法。他们的焦虑可能在行为上而不是在言语上表达出来，明白这些行为可能对他们或其他任何人而言太困难，他们的行为可以表现为易怒、愤怒或退缩。有时他们将拖延寻求帮助，直到他们处于发病危险期。这时很难向他们提问题。我最初的时候也挣扎过。

历史不是静态的，而是演变发展的，当历史被共享和复述时，它会随时间而发生变化。在任何时候，我只确切地知道我此时此刻的感受。有时我努力去回忆一年前的感觉，以及我当时担心的是什么，但或者也许我现在应该主动去忘记。以下所述是我今天对自我的了解以及我相信会帮助到那些受到类似折磨的人。我已经学会在跟病人交谈时，不仅仅只"了解清楚他们的病史"，而是应该尝试着去倾听他们的故事。

这本书最初打算只写我自己，但是在写作过程中，书的内容逐渐超出了一个简单的自传：我尝试了解经历抑郁症的滋味。每一章中谈到的患者都是从我职业生涯中所熟知的病人中选取的。书中涉及的患者被改名换姓（有些人可能不希望成为别人故事中的角色）以及他们所经历的事件在很大程度上是经过改编的，但都基于真实。我还得承认第十章中描述的那些所谓的事件，在我在那家医院工作期间，并没有真正发生过。

不过，我个人的抑郁症之旅是完全真实的。重要的是，书中不仅是我的故事，也是我从与我分享他们的经历的人那里所了解到的情况。我的目标是帮助与我处境相同的其他人更好地了解他们所经历的事情，并更有效地应对抑郁症——这两者是战胜抑郁症必不可少的法宝。

vulnerability
and pressure

脆弱与压力

理查德的童年无论在情感上还是在身体上，都比我的童年更匮乏，这也严重损害了他的健康，但是我们俩都以各自的方式在内心深处埋藏着日后在适宜的（或许是不适宜的）环境下可以生长为情绪问题的种子。

　　了解一个人为何变得抑郁的最简单的方法是：从脆弱和压力的角度去思考。前者包括在家族史、从父母那里遗传的基因和我们早期生活经历的影响下，我们每个人患抑郁症的风险。而另一方面，压力是我们一直以来经历的许多不同的生活事件。所以脆弱因素越多，当某个压力大的事情发生时，它就越有可能会诱发抑郁症。我们每个人似乎都有一个特定的抑郁阈限，当生活中遭遇了太多难以承受的经历，超过这个阈限时，我们就有可能患上抑郁症。有些人似乎抗压能力强，而其他人在面对相同程度的压力时抗压能力却要弱许多。此外，伴随着年龄的增长，以及如关节炎或心脏病这种长期健康问题的出现，我们的心理会变得越来越脆弱。

此刻，我坐在一个光线昏暗的办公室里，那是索尔福德市中心的一个诊所，有时我在那里接诊。微弱的午后阳光正拼命钻进装在窗户外侧的安全格栅，从外面透进来的空气不太新鲜，并且夹杂着从烟鬼的聚集地吹过来的、浓浓的烟味。一个脸色蜡黄、名叫理查德的年轻人正尝试着向我讲述他的抑郁症家族史。这对他来说并不容易，他正尽力专心地讲述。他的思维迟缓——严重的抑郁症可以导致这一点。

"我母亲……嗯，她过去常常变得很……很古怪……很奇怪。"他开始说。

"你什么意思？"

理查德在继续开口之前低头看着他的手，"嗯，让人害怕的那种。有时她正和我们讲着话，中途就停了下来。她总是告诉我们她可以听到……各种声音……当我还是个孩子的时候，她有好几次在普雷斯特维奇这个地方住院……我记得是这样。"

普雷斯特维奇曾经是当地的精神病医院。

"其他人呢？"

"嗯，我爸爸……酗酒，他总是挑我和弟弟的毛病……"

"他伤害你们吗？"

理查德的嘴唇动了动，但没有发出声音。一滴眼泪从他脸上滑落下来。他试图再次说话，却由于情绪激动，他的声音哽咽着。然后话好像被驱赶着似地一股脑地说了出来。

"他总是殴打我母亲……我有一次试图阻止他，结果他打断了我的胳膊。"

是的，很痛，而是不仅仅是身体上的伤痛。我渐渐理解为什么十几岁的时候理查德就开始患抑郁症，以及为什么到现在他25岁左右时，他的情绪仍然严重消沉。他设法摆脱掉童年时困苦生活的影响，在一家机构找到了一份好工作，不料竟会因为童年时代就患上的糖尿病所引起的并发症，他失去了他努力奋斗才得来的一切。他的母亲也患有糖尿病。理查德现在开始出现视力问题，考虑到他的童年生活，他还特别容易患上抑郁症。尽管我们可以理解抑郁症发作的原因，以及得了像糖尿病之类的严重疾病可能会产生一种什么样的心情，但大多数人实际上并不会因此明显地沮丧。他们往往设法找到应对的方法，继续生活下去。理查德却做不到这一点。

医生们有时错误地假设沮丧在特定的生活环境下是可以理解的，举个例子："嗯，如果发生了那件事，你就会感到沮丧，不是吗？我就会！"

他们不承认有时事情会比他们假设的复杂得多：一个人其实有可能感到抑郁，抑郁与忧愁不同，它是一种更深和更强烈的绝望感，这种绝望感会影响你的世界观，并且会干扰你继续生活的能力。

我自己的过去揭示了我特别脆弱的原因。我的外公是苏格兰西部的一位煤矿工人，在我母亲17岁时死于肺结核。我外婆则在妈妈12岁时就突然死于脑溢血。当时她们正一起出门上街，外婆突然倒下去世了。我无法想象这件事对妈妈的影响，她从来不谈论这件事。我知道生活在一个像英国最贫穷的索尔福德一样的地方，她的童年生活艰辛。我生命中的一个重要组成部分就源自这个地方，并且在某种程度上决定了今天的我是个什么样的人，以及解释我和母亲之间为何对未来生活的期望会如此地截然不同。虽然表面上看起来我和母亲之间的共同点实在太少，但是我知道苏格兰西部的贫困在我的基因里，同时我幼时母亲的个性和信念对我在我成长中留下了烙印。

母亲为了找工作在 20 世纪 20 年代初搬到了英格兰，在斯凯格内斯小镇的海边遇到了我父亲，他当时正在"8"字形的过山车上工作，这是 20 世纪正流行的一个巨大的迂回旋转的木制游乐设施。

我的脑海中有关爸爸的一些最栩栩如生的画面是：他爬上过山车陡峭的轨道，修复把车厢牵引到过山车顶部的链条。当车厢到达顶部时，重力最终让他们降落下来，但是如果链条断裂（这时常发生），整个过山车设施会停止不动，这就意味着票卖不出去。爸爸从来不怕在海滩上高耸的轨道上行走，检查故障。然而我只记得有一次和他一起在过山车上的经历。当我们坐在只用一根细细的金属杆牵引的木制红色车厢里叮当地向前行驶时，我的心怦怦直跳，出汗的双腿紧贴着粗糙的人造革座椅。每次我们行驶到一个转弯处，我都感觉我们会脱轨飞向天空。

"镇静！别哭，我们快到终点了！"爸爸一直试图安慰我。

"我做不到！太可怕了。我只想让它停下来。"

"我们无法让它停下来。只要试着享受这一切就好了！"

当我们下来回到入口处时，我还在哭着。爸爸跳下小车厢，看起来就像他想假装我们没有一起乘坐一样。或者他的内心在想这个泪流满面的女孩不是他的女儿。即使在那时，我从根本上了解了我父亲：尽管在许多方面我们很相似，我们也存在差异。他至少身体强壮并勇敢地面对外在的危险，而我的表现却是焦虑和恐惧。

有关爸爸最早的记忆，是他走进前门对面的我的小卧室里哄我入睡，抚摸着我的头，温柔地低语："放松就好，什么也别想……睡吧。"

当父亲用粗糙的、指甲被咬秃的巨大的双手抚摸我两鬓柔嫩的肌肤时，可怕的妖怪就会退到窗户边破旧的绿色粗呢屏风后面。他的手散发着游乐园发动机的机油味，还有每天早晨站在浴室镜子前他梳理头发时使用的油腻的白色发胶的气味。妈妈总是在房间外的某个地方，我想我从小就感觉到她不开心——有时在内心深处很不开心——但我当时不明白缘由。我现在想知道所有的这一切——长期缺钱、对我父亲事业不成功那无法言说的失望，以及我弟弟艾伦患有精神病——是如何导致了我们家里持续的并日益增长的焦虑感。

"这是怎么啦？"在艾伦每天早上上学前反反复复穿上又脱掉T恤的时，我总是这样问他。我负责在早上把我的两个弟弟弄出门，因为我的父母在7点30分开始工作。我最小的弟弟伊恩比我小11岁，没有惹任何麻烦，高高兴兴且津津有味地吃着麦片。艾伦，比我小7岁，却被某种没人能叫得出名字的疾病困扰着。"走开，别烦我！"他喊道。

"告诉我。"我恳求着，努力去理解。

"太多的折褶痕。"他通常会流着泪水喃喃低语或厉声喊叫。

我试图坚持："我们要迟到了。"

"我不在乎！别管我。"

当他试图穿上衣服时，他总是会在挫败感发作之下撕碎他的衣服。之后再一次地在晚上换上睡衣之前，他总是在黑暗中站在床边数小时，这是因为在举行复杂的入睡仪式过程中，某件事情出了差错，而他无法用语言解释。

这使我父亲陷入绝望。"艾伦，把衣服穿上，好吗，儿子？"

"不好，我穿不上。"

"雷……快半夜了。"我母亲总是站在卧室门口乞求道。

"别理他。让他站在那儿，把灯关掉。"她恳求着。

我总是看见弟弟的侧影，伫立在床边却无法上床睡觉，发呆似地一动不动。然后门会砰然关上，我们所有人都能听到他压抑的哭泣声。最终，我父亲也总是会退却到他自己的卧室和床上，由于失望和愤怒而一蹶不振。多年后我弟弟才被确诊为患了强迫症（OCD）。

"刚才妈妈说她有时想离开，离家出走，回到苏格兰；一切都那么可怕。"多年后在一次长时间的电话交谈中艾伦告诉我。

但妈妈没有离开，她留了下来。

～～～

我真的想知道假如我处在她的困境，是否会同样选择留下，而不是试图逃避。

我父亲越来越受到我现在所判定的社交恐惧症的影响。在他身上社交恐惧病主要体现为害怕在公共场所与人交谈，并且他的严重程度似乎超出了我们的想象。例如，母亲不得不说服当地的店主让她把鞋和衣服带回家去让父亲试穿。这种焦虑感甚至会阻止父亲进入图书馆去借书。虽然喝点酒会让此事变得容易一些，但他很少喝，反而宁愿每天抽四十几支香烟。

我母亲似乎总是比父亲更自信，至少在表面上是这样。年轻的时候，她喜欢唱歌和跳舞，总是半开玩笑地说："我当初怎么会嫁给一个不会跳舞的男人？"但是她也变得越来越焦虑，由于压力而引起的像头痛、胃酸倒流和胃痛之类的身体症状折磨着她。随着时间的推移，她开始服用镇定剂——一种安定类药物，而医生都乐意开这类药。

焦虑不安感逐渐成为我们家里的情绪常态。爸爸会逮着一切机会和我们大家争吵，在和母亲的一次特别凶的吵闹之后，他上床躺了几天，几乎不吃任何东西。

"琳达，给我端杯茶来就好，"他说，"然后让我一个人待一会儿。"他转过头去避开我，面朝黑暗的房间角落。

"你难道不起床吗？"

"没有什么值得起床的事，不是吗？"

爸爸和妈妈带着艾伦一起去接受家庭治疗。爸爸讨厌精神病顾问医生凝视着他，却什么也不解释的样子。"老实说，我不知道他们正试图做什么，"他说，"他们只是想让我感到内疚。"

医生也曾要求我一起去；但是我拒绝了，我跟自己说，这事与我无关。我的学业太忙了。

当时，从生物学角度对心理疾病做出的解释并不广为世人所知。父母的不良养育更有可能比大脑的紊乱影响更大，而真正的原因，正如我们现在所知，是遗传与环境的混合作用，而不是简单的非此即彼。我怀疑我弟弟从我父母双方那里遗传了焦虑的倾向。他出生时难产，在分娩关键的几分钟里无法探测到他的心跳，这可能对他的大脑造成了一些轻微的缺氧损伤（这是一种由于供氧不足而造成的脑损伤）。后来，由他的疾病而引发的父母之间的紧张只会让他感到更焦虑，从而形成了一个恶性循环，包括怪异行为、愤怒、指责、穿衣和上床睡觉时遇到的困难等。

我弟弟不是他们唯一一个表现出心理健康问题迹象的孩子。

在我十几岁的时候我也开始经历我后来非常熟悉的、由焦虑引起的身体和心理上的症状：每当我感到有压力的时候，我会担心即将发生的可怕的事情，头痛欲裂，恶心反胃和手心出汗。

我现在意识到，在这样的环境下成长，度过的每一天都需要充分利用我的情感触角去揣测家里每个人的情绪，为作为一个心理医生的我在日常工作中与病人感同身受打下了基础。然而这也导致了严重的后果，使我有时对别人的行为过度敏感，以至于我认识到，我不能总是相信自己在人际关系上的直觉。它也让我在二十岁出头就有了患上严重抑郁症的苗头。除了继承了神经过敏的基因，我还努力去面对以下事实：我的家庭从来没有真正地为我的成长和学会如何充满信心地去探索世界，提供一个情感上安全的环境。虽然我的母亲也感到焦虑，但她却能天生地充满信心地对待生活，只是我想我更多地继承了我父亲的沉默寡言，在早年我和他更亲近。但是我青少年时期对父亲的依恋让我变得越来越焦虑和恐惧，这种变化进一步促成了我自己特定的、承受生活所抛给我的一切时的阈限（有时似乎是相当低的）。

所以当我倾听理查德述说的时候，我能理解为什么他容易患上抑郁症。他的童年无论在情感上还是在身体上都比我的童年更匮乏，而且更严重地损害了他的健康，但是我们俩都以各自的方式在内心深处埋藏着日后在适宜的（或许是不适宜的）环境下可以生长为情绪问题的种子。

"我知道这是可怕的，你可能认为此刻的生活似乎永远不会变得更美好"我向理查德说道。

他抬起头，什么也没说。我不但能感觉到他的怀疑，而且能感觉到他越来越绝望。

"但我想试一下是否有办法可以帮助你感觉美好一些。我觉得肯定有办法。你想要我们试着去做这件事吗？"如果想让治疗有效的话，我们需要以合作的方式着手去做此事。沉默持续了几秒，但仿佛过了很久。然后理查德和我交流了一下眼神，微微地点头示意。

"是的，我会配合的。"他最终说道。

"太好了，"我回答道，"我想我们需要思考你想努力去解决什么问题。你告诉我许多有关过去的情况，以及你成长过程中所发生的事情，但也有一些事情与你如何去应对目前的问题有关。"

"我必须谈论过去吗？"

"不，我们可以从目前的问题开始谈起，来尝试帮助你重新开始和更好地经营生活。"

理查德开始配合一位心理治疗师，制定简单的目标来将治疗向前推动。这种治疗方法叫作"行为激活"，它基于以下理论：当我们感到抑郁时，我们停止做各种各样的事情：那些令人愉悦的事情、那些像起床和穿衣一样的日常琐事，以及像摊开账单和支付账单这样的重要事情。为了恢复健康，我们需要逐渐开始变得活跃，因为我们的活动水平和参与生活的程度与我们的情绪密切相关。这里谈论的并不是等待感觉更美好才去享受生活，而是采取更好的行动以便感觉更美好。有充分的证据表明，这种治疗方法确实有效。

理查德欣然接受了这种治疗，并且随着时间的推移，他的情绪开始改善。

"我已经开始再次定期检查我的血糖。"他在不久后预约的一次诊疗时说。他和我对视了一下，他的脸上展开一个不确定的微笑。"我感觉好多了，但是……"

"但是什么？"

我忍不住害怕。我的意思是，我担心有一天，我最后的结局仍然会像我母亲一样。我的意思是，它就在我的基因里，不是吗？疯狂……是遗传的。"

我明白他在说什么，因为我也懂那种恐惧，但我也可以坦白地告诉他："仅仅因为它在你的基因里，并不意味着它不能被克服。很多人像你一样，都容易患上抑郁症，但我们可以做些事情来预防它，并且它如果复发的话就进行早期治疗。这并不意味着你一定会发疯。"

"真的吗？"他听起来很惊讶。

"真的。"

沉默很久之后，他说："我想我现在不想谈论过去，我想忘记它。"

这是他的选择，我认为这可能是正确的，至少就目前而言。

当人们抑郁时，他们对过去念念不忘；而当他们健康时，他们可以更轻易地抛弃过去的想法。人并不总是一定要回忆过去，才能对目前感觉更美好。对我们来说，更重要的是一定要记得易患抑郁症并不意味着在任何方面我们都是弱者或微不足道的人。有时记住这一点很难，但是它对我们的生存却至关重要。

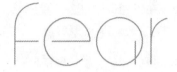

CHAPTER 02

恐惧

杰西是神经性厌食症患者，抑郁症在厌食症中很常见。杰西觉得她被困在了无法理解的事情里，他很害怕如果她开吃的话，体重会增加。她觉得她不能冒这个险，她看不到出路，把来医院看病当作是会威胁道她控制现状的事情。她害怕失去控制。

　　紧张会让我越来越恐惧和焦虑。而当我觉得好像失去了对生活的控制时，绝望就会立刻袭来。一切尽在掌握之中的感觉对我来说非常重要。然而，我也知道，这种保持控制的需求会阻止一个人在他真正需要帮助时向他人寻求援助。因为接受帮助也同样被他们看作是放弃对自己生命的掌控，是屈服，是失去个人自由。这确实是一种非常可怕的感觉。

　　孱弱瘦小的杰茜不明白人们都在担心什么。"你看，我什么毛病都没有，我一切都好。我不想待在这里，我只想回家。"她告诉我，"我妈妈会担心我去哪里了。"

"我想护士长已经告诉她你来这儿了，你妈妈很担心你。她希望你留在这儿。"

"不，你弄错了。我是告诉过医生我会留下，但现在我已经改变了主意，我需要回家照顾我妈妈，难道你不明白吗？"

她用一根瘦骨嶙峋的手指擦去了眼角的一滴泪水。她的双手看起来透着蓝色，但不是特别冷的那种，鼻子蒙着忧郁的紫色阴影。她看起来很脆弱，但意志坚定、充满决心。

杰茜是我在爱丁堡大学学习精神医学时接诊的病人之一。她17岁，身体状况极其糟糕。

我一开始并没有想当一名医生，15岁左右的时候我才突然有了这个想法。那时我意识到我不再想当一名生物学老师，虽然我曾把它当作我前进的方向。原因很简单，我当时擅长理科，也是家里第一个上大学的人，如果我不那么焦虑的话，我会充分利用这个机会，努力成为一名生物学老师。问题是，很多时候我的确为此焦虑不堪。焦虑成了我的常态。

有些人认为焦虑和恐惧是可以互换的概念，它们之间的区别并不总是那么清晰。我倾向于认为，恐惧是由一个特定的刺激诱发的消极情绪，我们可以轻易地找出是什么激发了这些内在的情感和情绪；而当我们感到人身安全在某种程度上受到威胁，却无法确定原因时，我们经历的则是焦虑。焦虑时，我们只是感受到身体上的一些不愉快的感觉，并开始不明所以地担心日常琐事。

我们恐惧的可能是一些生活中我们还不熟悉或尚在沉思但还说不出名字的事情。

在爱丁堡大学接受医学训练的那5年中的大部分时间里，我从未考虑过以后会从事心理疾病方面的工作。我的朋友简将成为一名精神病医生，而我会当内科医生，关注身体的疾病。

简成了我最好的朋友，虽然我从来没有觉得我也是她最好的朋友。她是个身材矮小、极其聪明的南方人，有着一头长而凌乱的深色金发和刺耳的笑声。第一年简和我穿着被用来保存解剖尸体的甲醛浸得湿漉漉的棕色工装裤，一直在同一具"尸体"上一起工作。被部分肢解的躯干和四肢的油腻气味，渗透了我们的衣服和头发，晚上回家也挥之不去。我们都生活在对一位解剖学老师面试的集体恐惧之中。她是一名头发灰白的年长女性，梳着一头紧绷的盘发，一只手装着弯钩假手，她就用它来指着解剖体上的肌肉和神经。她对离我们几张桌子之外的一个女生咆哮着抛出她的问题。

"她怎么回事？"我问，被她用弯钩假手操作尸体的灵巧敏捷惊得目瞪口呆。

"她摔断了胳膊，"简低声对我说，"急诊室的工作人员处理得一团糟。血液供应被切断，然后不得不截了肢。"简转身紧紧凝视着我，又说："她喜欢把女同学弄哭。"

"因为……"我知道她接下来要说什么。

"急诊室工作人员就是位女性。"

学医的5年基本上是学习如何建立起信心去谈论你知之甚少的事情。我的问题在于，我一直信心不足。在爱丁堡我觉得格格不入。我没有像大部分同学（包括简在内）那样的背景：我母亲在一家工厂工作，组装晶体管收音机，我父亲在一个游乐园上班。

"你不开心。"一个晚上我的朋友斯蒂芬说道。斯蒂芬是爱尔兰人，非常聪明。一周前的一个晚上，我们在一起喝酒，幸好我一直保持清醒，才能在他喝下了半瓶格兰杰之后将他翻身让他侧躺保持复原姿势。

"我应该感谢你，因为你救了我的命。"斯蒂芬喃喃地说，换了个话题。

"你说'我不开心'是什么意思？"我问道，把话题又换了回去。

"分离焦虑——我想是这样。"那时我们刚刚开始学习"行为科学"。在他提出这种可能性的时候，他看上去有点紧张，不敢看我的眼睛。

"我为什么会有这种感觉？"我问道。

我不知道这意味着什么，但它听起来令人不安却又形容准确。我想念家里的什么东西，但我无法弄明白那是什么。家里没什么事是我觉得必须急着赶回去的。爸爸和我已经疏远了，在我叛逆的少年时期就彼此生气，我都不明白是为了什么生气。我申请读爱丁堡大学就是为了远离家乡，学期结束前我不能回家。

"分离焦虑"，斯蒂芬重复说，"我想我说对了。"

第一学年末时，我父亲心脏病发作。六周后我才得知此事。我在苏格兰度过了我的第一个暑假，在西部高地的一家酒店打工。我外出的时候经常给家里打电话，却从来没得到过任何出事的暗示。我回到爱丁堡时，从朋友公寓街对面的电话亭里再次给家里打了电话。

"你爸爸一直住院，"母亲语气平淡地说，"他外出游泳后胸口痛。我们当时都在车上，当我们回到家时，他已瘫倒在路边的草坪上。"

"你为什么不告诉我？我真不敢相信。"

"他不想毁了你的假期。"

难道我们之间如此疏离，他竟然不想让我知道他得了重病？

我记得在某一次考试前，也就是上大学之前的一个夜晚，气候温暖，微风吹过大海。

"把书收拾起来，我们去海滩！"爸爸说。

"雷，你之前说过你今晚要整理这些保险单的。"妈妈反对，但是爸爸对她的不满置之不理。

"我要继续复习。"我试着拒绝。我无法不去想即将来临的考试，还有我担心考试失败。

"雷！"母亲再次试图改变他的想法。

"明天我会整理出来，别担心。"爸爸一边接着说，一边瞧着我。"你甚至集中不了注意力，我们去放松一下。"

"那就随你便吧。"妈妈大声说道，"砰"的一声关上后门。

当我们到达海滩后，我尽情享受着脚趾缝里温暖的沙子带给我的触觉，我脱掉衣服，穿着泳衣淌入凉爽的水中，看着爸爸自信地快速游向与海岸线平行的沙丘。我不会游泳，我从未学过。北海通常看起来是灰色的，但在夕阳下当海浪退去时海水看起来几乎是蓝色的，退潮在平坦的海岸线上留下了一道道像蕾丝褶皱边一样的泡沫。在海浪中我蹲下身，让冰凉的海水冲刷掉我的疲劳。爸爸游回来，抓着我的手让我漂浮一会儿。然后，我突然感到一阵害怕，我挣扎着在满是淤泥的海底站起身来，扬起的沙子搅浑了之前清澈的海水。

"相信我，我不会松开你的手。"

但我做不到。我还没有信任他到敢让我的双脚离开海底的程度，然后我察觉到他对我极其失望。

～

在爱丁堡最后一学年的某个早上，我终于意识到我永远不会成为一名成功的内科医生。当时我站在皇家医院的一张病床旁，床的四周拉着帘子，我手中握着一只注射器，弯腰朝向一位惊恐的仰面躺着的妇女。

高级住院医师站在床尾，吩咐道："赶紧扎进去！"

当我逼近她的胸部从她的胸骨处采集骨髓样本时，这位妇女的脸部表情几乎完全映出了我的表情。我可以感觉到额头上的汗珠子在聚集，顺着我的鼻子向下淌，最后滴到了她的脖子上。

"没错，就是这样子。你感觉得到针扎进去时针头轻微地弯曲吗？"老师问。

"当然感觉到了，"躺在床上的妇女回答道，"我以为你真的打算杀了我。"我希望没有人告诉她，去年一位医科生确实杀死了一个病人：在学习如何采集骨髓样本时，这位学生直接把针扎进胸腔，戳破了一条动脉血管。

我点了点头，但是我不确定我的感觉。我的手由于害怕而汗津津的，结果费了好大劲儿才把无菌手套脱下来。

～～～

我现在明白了，对我这样的一位大四医科生来说，结婚是一种试图控制自己不再增加焦虑感的方式。不知为何，婚姻让我对未来感到更安全，更有保障。我是在大一的一次戏弄新生的电脑约会游戏中（简拉我进去参加游戏）遇见我男朋友的，他叫吉姆，当时正在完成他的物理学博士论文。我们在违背父母意愿的情况下结了婚，在一所合租公寓的一个房间里同居了两年，这件事让他们感到震惊。嗯，那是20世纪70年代，当时的伦理道德与现在大相径庭，尤其是在苏格兰地区。

我的生活开始围着坐落在新城区出租公寓楼一楼的这个房间打转，它既是我们的卧室、客厅，又是书房。在这个房间里，在某个潮湿阴暗的爱丁堡式的下午，我总是瘫坐在单人沙发上，凝视着被之前的租户恶作剧地漆成了白色的大理石壁炉中的煤气取暖炉，倾听着破裂退色的炉子里的火焰发出的嘶嘶声。我们继续过学生生活，和其他人一起喝酒、聚会，竭力弥补收入上的不足。但是与此同时，几个月过去了，我们渐渐适应了婚姻生活：周六购物以及为我们将来的家制订计划。

～～～

我拟了一份详细的期末考试复习时间表。第五学年已经过了一半，可以说医学培训暂时已接近尾声。那年的一段时间里，我试图继续自欺欺人，假装一切完全正常，我只不过是在应付工作上的压力。我像以前一样害怕考试失败，但也有一种可怕的焦虑感，担心某件我还说不出名字的事情即将发生在我身上。我说服自己，世界上最好的控制自我的办法就是在考试来临之前绘制某种包含一切在内的思维导图。我在纸上划掉一行行的句子，创建了一幅支配我以后几个月里每天日程的图表。我不想承认这与我弟弟当初痴迷般地试图控制自己焦虑的方式之间有着明显的相似之处。我安慰自己说我的这种行为是完全理性的。

几个星期的时间在没完没了的只工作不玩耍中浑浑噩噩地过去了。在1979年初春的某个下午，离期末考试还有两三个月的时候，精神科专科医生戴夫，发现我坐在精神科病房治疗室的角落里。我头天晚上没睡着。我的心怦怦直跳，我试图让它跳得慢一点，却没有成功。

"你还好吗？"他问。

我避开注视着他的目光，不愿泄露任何东西。"是的，我很好，只是有点疲倦和紧张。"

"你要向老师作汇报，是吗？精疲力竭，对吗？"

L教授是一位杰出的精神病专家，但是对一名渴望给人留下印象的医科生来说，他是位可怕的听众。当他灰蓝的眼睛不动声色地扫视整个组的人围坐成一圈等着他查房的房间时，他的脸上一直都面无表情。那时，我正跟他谈论我头天见过的杰西。

"那么你的诊断是什么？"L教授问道。

"神经性厌食症。"我回答，"但我认为杰西还患上了严重的抑郁症，她说过有时她感到很绝望。"

"抑郁症在厌食症中很常见。"他解释道，停了一下后又问，"你在担忧她什么？"

我深吸了一口气，回忆起杰西极度痛苦的脸。"我认为她觉得被困在了她无法理解的事情里，她很害怕如果她开吃的话，体重会增加。"事实上，她说的有关尝试正常饮食的原话是："我不能冒这个险，因为一旦我开始吃东西，我永远都不会停下来。"

"确实如此，"我说道，从我写的记录上抬起头，"她看不到出路，把来医院看病当作是在某种程度上会威胁到她控制现状的事情。她害怕失去那种控制感。"

我停了一会儿，看向另一边的戴夫，他坐在房间的尽头，为了安心，早在病室巡诊开始之前我就和他一起彻底测试了我的想法。他点了点头，微微一笑。

我接着说："目前，我认为杰西觉得可以控制自己的饮食，但是仅此而已。"对于她本人，她对家庭和未来有着更深层次的恐惧和担忧，而她至今无法承认这些。教授点了点头。"我同意你的看法。我亲自给她看过病。你做得非常好。"

教授几乎不易察觉地强调了"非常"这个词。我感到了一丝满意，但转眼即逝。我能够想象自己轻而易举地进入精神病患者的精神世界里：焦虑，抑郁，甚至偏执。我觉得我终于到达了目的地，不仅因为我似乎有某种精神病学方面的天赋，而且因为病房里的生活与我内心的某些东西产生了共鸣。然而，这也使我担忧，因为我可以充分感受到病人所描述的一些经历——不是作为一位客观的观察者，而是从内心深处去感同身受。

所以，当戴夫发现我独自一人在查房后待在治疗室时，我可以看出他十分担心。"你确定你不想谈谈吗？"戴夫坚持道，伸出手仿佛想触摸我。

"不，老实说，我很好。"我一边说，一边摆脱他。"只是有点担心期末考试，仅此而已。"

但我知道这不是事实。由于筋疲力竭，我感觉心脏好像要停止跳动了，这是我现在很熟悉的一种感觉。

桑德拉是另一位我还在精神科实习时就渐渐开始了解的病人，那是在期末考试前几个月。她有严重的躁郁症家族病史，这意味着她不仅经历抑郁症的发作而且有时候兴奋异常、过分活跃和兴高采烈。桑德拉已开始电休克疗法（ECT），这种疗法现在常被当作治疗与厌食症有关的严重抑郁症的杀手锏。这种治疗需要让电流通过大脑而诱发癫痫发作来作为挽救生命的措施。这种治疗听起来很野蛮，事实上在过去情况的确如此，而且许多人通过电影《飞越疯人院》而知道了这种治疗手段。现在，使用 WCT 是在全身麻醉和使用药物让肌肉无力的情况下进行治疗，以便几乎察觉不到痉挛，但是它仍然是有争议的，有时会出现问题。

桑德拉如同以前一样在逐步好转，但我知道 ECT 导致她的记忆力出现了问题。我进去她的房间，在她身旁坐下，片刻之后，她慢慢地、几乎是机械地转过脸来看着我。她的眼睛里充满了一种无法形容的痛苦，那是一种似乎哭泣都无法减轻的痛苦。她眼底的痛苦如此之深，让我莫名地明白了她为何无法谈论它。这是一个凄凉寂静的世界，所以我陪着她，一言不发，我们不时地交流一下眼神，但仅此而已。

几周后，桑德拉告诉我，当她情绪非常低落时，她认为她不应该活着。她告诉我："我当时不想和你谈话。我想让你离开，让我一个人待着，但是我又无法忍受你离开我，我很害怕将会发生什么。我很害怕再次接受电休克疗法，但不仅仅如此。我想死……我同时又非常怕死。你能理解吗？"

这是可怕的困境——接受帮助或保持掌控自己生活的可怕的矛盾心理，即使它最终意味着失去生命——在桑德拉的眼睛里我读出并认同这一点。

几周过去了，我每天一大早就醒了，听着送牛奶的马车沿着爱丁堡的鹅卵石路发出卡嗒卡嗒的声音和远处的上下班高峰期交通开始拥堵的声音，害怕新的一天的开始。我的生活是按照图表上标出来的时间段安排的，每个时间段都规定一个我必须实现的目标。如果未能达到每天的目标，我就可能会耗费更多的时间，纠结于如何重新制定时间表。可以说，我被铺在地板上的白纸控制着。早上我开始花费越来越长的时间在起床上。有时如果不需要出门的话，我会忘记梳洗或穿衣，随着时间的流逝，这种情况常常发生。我悄悄溜进复习讲座的教室，但避免与任何人交谈。我远远地观察着同学们在密谋的圈子里进进出出，起起落落，变幻莫测。我确信他们知道所有我不想让他们知道的有关我的事情。我相信他们知道我会考试失败。当然我们中的几个人会考试不及格。晚上我绕着公寓踱来踱去，担心我弟弟童年时遭受的心理问题也开始让我品尝苦果。

与此相反，吉姆在理性和逻辑的科学世界里忙碌着。我越来越古怪的行为让我的丈夫感到困惑，如同我想象着他的一个实验未能按照预测进展而让他不知所措。

"你到底在做什么？"一天晚上他问道，我当时正坐在炉火旁的单人沙发里，前后摇摆。

"我正试图摆脱痛苦。"我咕哝着。肠道的某种压力让进食变得困难，我在夜里被绞痛折磨得醒来，只能通过摇晃来减轻疼痛，就和小时候我弟弟感到沮丧时的举动一样。

"你不觉得你应该去看医生吗？"他问。

"我没有什么大不了的毛病。"我尖叫着反击，尖叫声响彻了整个房间。但他可以看出我很害怕。我现在知道那是什么，虽然我那时候努力地想给它取个名字：对失败的畏惧在阴暗中不断纠缠着我。

有一次我终于坚持不住了。我头痛欲裂，努力保持清醒。我不记得究竟发生了什么事。我坐在公寓里，纠结于时间表如何制定以及自己能否遵守时间表，与此同时我倾听着人们在公寓楼梯间的喧哗声。他们来回走着，互相聊天，谈论天气以及轮到谁来打扫楼梯，好像一切都很正常。我清楚地听到邻居们进出通往街上的大门时哐哐地关门声，新月街交通的嘈杂声，窗外的鸟叫声，滚滚红尘与我擦身而过。我没在睡觉或工作，只是在哭泣。

最后，我屈服了，并约好去看医生。我去看了家庭医生，他让我去找一位心理医生（我叫他 P 医生），他在医学院的健康中心上班。这更让我难堪，因为 P 医生立刻认出了我。

"你刚刚……"

"没错，"我说，"我在你的工作小组进行过精神病学实习。"

同一周的晚些时候，他让我去见他的同事，另一个教授（我叫他 M 教授）。他着装优雅，身穿一套灰色西装，胸前的口袋露出一个粉红色的手帕。这种打扮让人难以集中注意力。我发现自己试图去猜手帕被折叠了多少下，以及如果病人开始哭泣，他是否会掏出手帕递给病人。我确定他极有可能不会这么做。

"你在担心什么？你害怕什么？"他以一种要求回答的方式问道。当有人想进入我的世界，我本能地进行抵制并保护自己，以便保持控制。这感觉就好像在自我的已破裂的外壳下面，他正试图刺穿最后一层脆弱的薄膜。也许他的意志比我坚强，因为我不仅告诉了他关于考试的烦恼，而且还跟他谈了有关我弟弟的事情——他得的精神疾病，以及弟弟在只有七岁的时候开始的古怪行为。

"你担心同样的事情正发生在你身上？"他问。

"是的。"我说。我知道这是我最深处的，最隐秘的恐惧，这是我现在仍然面临的恐惧：我会失去对大脑的控制，我会疯了。

"我想让你住院。"

我凝视着窗外爱丁堡医学院 18 世纪的建筑，我在这里度过了过去五年里的许多光阴。那时候我才知道，我不想成为精神病科的一位病人，那感觉就好像待在一个极其安全却众目睽睽之下的金鱼缸里——在我所有同学的注视下，在我最近刚实习过的地方的楼上。我们同年级的几个同学已经成了那儿的病人。

"我想通过这些考试。"我说。"我现在不能住院。"

他草草地在我的病历上写着，我立刻感觉到他的恼怒，我不是一个听话的病人。我知道即使我感觉不正常，我也必须装着。

"服用这些药。"他说，然后递给我一张处方，再引导我到门口。

"我要再来见你吗？"

"不，没有必要看我，但你应该去看 P 医生。"

"我怎么了？"

"你很不快乐，很苦恼，但你没有和你弟弟同样的问题，我认为你的病情会转好。"

回想起来，我想我可能更受益于服用了抗抑郁药而不是安定药，但安定药是当时唯一出售的药。与现在的情况不同，我那时无法获得特殊的心理治疗，除非我准备入院接受集体治疗。我尝试了学生心理咨询服务，但觉得不是特别有帮助，不过是有人听你倾诉，然后重复你说的最后几句话罢了，令人感到既奇怪又沮丧。我现在确实认为，当很清楚病灶是什么并且双方共同致力于同一件事情时，咨询是适宜的，但是在当时，我无法说清楚我的恐惧以及我的问题是什么。我只是想得到不断的保证，但除了被告知考试会及格之外，我又不能确定别的保证。我已经有很长一段时间感到焦虑并且很严重，然后这种焦虑感变成了别的感觉。我几乎肯定已经陷入一种抑郁的心态，在一个人不停地感到焦虑，并且确实觉得走投无路的时候，抑郁症可能会发作。然而，我的身上充满不畏艰难的精神，往深渊的边上看过之后就折了回来——我仍然能够做出选择。我在 P 医生的支持下设法通过了期末考试。

几个月后，我在内科病房开始了做住院医生后的第一份初级医生工作，午饭的时候，我撞见了戴夫——我在精神科实习时认识的精神科专科医生。他在走廊那边的自残科工作。

"杰西怎么样了，得厌食症的那位女孩？"我问他。

"她的体重增加了一些，出院回家了，她已经开始心理治疗。但是她还有漫长的路要走，因为她还没有真正承认她的病情有多么糟糕。"

"那桑德拉呢？"

当我结束实习时，桑德拉已经离开了病房，我没找到机会和她说再见。

"她真的很好。我只是有点担心，她可能太好了。我上次在诊所看到她，她的情绪似乎在高涨，但她坚持说她很好。"

像许多躁郁症患者一样，桑德拉很喜欢情绪升高或轻度躁狂时（狂躁的较轻程度）的阶段，因为她做事可以更有成效，精力更旺盛和需要更少的睡眠。凯·雷德菲尔德·贾米森是一位这方面的专家，同时也患有躁郁症，描述了当她情绪高涨时，她是如何高效地写了那么多的论文。然而，她还描述了当她陷入精神错乱的漩涡并且与现实失去了联系时，她在写作过程中所经历到的非常偏执的恐惧，既忍受了可怕的妄想又遭受了令人恐惧的幻觉。当严重的焦虑转成抑郁症并引起焦虑不安时，治疗起来难度更大。在躁郁症的情况下，焦虑也会增加自杀的风险。

"她在服用锂吗？"我问。锂能稳定情绪，但具有一些令人不愉快的副作用。

"不，她停止服用了。她说这药让她感觉不真实，感觉不到真正的自我。"

后来我明白了桑德拉的真正意思。当我服用这药时，我觉得好像我的个性被压制住了。我觉得乏味、扫兴，但至少我没有感到抑郁。

戴夫的目光从他的炸鱼薯条盘子抬头瞟了一眼我，说"你看起来筋疲力尽。"

为了给她进行一些静脉输液，我曾花大半个晚上试图给一个严重脱水的十几岁的女孩的脚部插管，她患有糖尿病酮酸症——一种由高血糖引起的危及生命的症状。我的指导老师认为她的荷尔蒙导致她缺乏控制她的血糖的能力，但我对此没有把握。我开始告诉戴夫有关她的病情。"她喜欢呆在病房里，她和父母相处不好。我只是认为可能是心理因素使她失控。我的意思是说，她服用胰岛素的方法正确吗？"戴夫看着我，笑了。我很尴尬，以为我说错了什么。

"你瞧，你真的应该学精神病学。"

我鼓起勇气给 P 医生打电话。我想知道他对我的诊断的看法——他是否认为我能应付它的压力，我是否是一个尝试去做这件事的合适人选。

"你还好吗？"他问。

"我很好，上班了，真的好多了。"我停了一会，"我想谢谢你，"我说，"我还想问你是否认为在我今年发生了这一切之后，我不可能接受精神科医生培训？"电话那头几乎察觉不到地停顿了一下。"不，"他说，"我认为这不是完全不可能。"

我对这种可能性感到很兴奋，但我意识到，焦虑以及我对这样的决定会对我的余生产生什么样的影响而感到的真正的恐惧削弱了我的兴奋感。

loss

丧失

埃文斯先生由于癌症扩散而急剧恶化的身体状况，只是一种健康的丧失。而独自面对死亡却无法与人沟通的恐惧与担忧，则是更大的困境：生活再也回不到从前的感觉让他不寒而栗，也让他讨厌活下去，因为无法过上他一贯的积极生活。

  诱发抑郁症的生活事件通常有一个重要的共同点：它们与丧失有关。在一个脆弱的人身上，情况往往如此，也许是因为他们早年的生活经历或家族史。失去对我们而言重要的人或意义重大的某样东西的时候，我们会因为损失而感到悲伤。但是悲伤是一种正常的人生体验，它与抑郁不同。我们会因为失去一位心爱之人、一份重要的工作，或由于长期生病而丧失了健康而感到悲伤。我们会因为丧失了对未来的梦想和千载难逢的机会而感到悲伤。有时我们太痛苦，无法去处理和应对与损失有关的想法和感情，我们简直被困住了：我们反复回忆过去，兜兜转转，无法释怀，难以前行。我们可能会觉得，失去了珍爱的人生不再值得活下去，甚至变得根本无法谈论我们的感情。这种"错综复杂的悲伤"与抑郁症往往难以分辨。

⌇

在 1980 年 1 月的寒冷的一天，大约是下午的 1 点 30 分，一位护理人员走进病房告诉我有个私人电话。我一直在一家小医院当见习医师，医院在爱丁堡的一个优雅的郊区，专门从事心脏病患者的康复治疗。我必须工作一年，才可以选择我的专业并且有望开始精神病学培训，而此时我已经度过了将近一半的时间。现在回想起来，极具讽刺的是，当时我从事心脏病患者的康复工作，我还计划成为一位专业医师，但我的父亲对此不屑一顾，理由很充足，因为它根本无助于治疗我弟弟的精神病。我在圣诞节时打过电话，但我没有回家。我没有和爸爸通话，事实上，我已不记得我上次和他通话是什么时候的事了。

⌇

"他背痛。他认为是拉伤了一块肌肉，但他无法动弹，疼痛不已。"我的母亲在 12 月回电话时说。

"医生认为是什么毛病？"

"他们似乎也不晓得。他看了全科医师，也只是让他卧床休息。他浑身一点儿力气都没有。你要知道，这不像他。"

他似乎已经认输，仿佛他知道似的。

⌇

作为一名医生，我常常不得不告诉病人相关的病情，而实际上他们压根不想听到，但这一切丝毫没有让我做好心理准备，被告知生活将再也回不到从前的这种经历让人不寒而栗。

天空灰蒙蒙的，铁灰色的阴影笼罩了爱丁堡大多数的冬天。病房的气味难闻，像往常一样，一股医院食堂饭菜味，夹杂着浓烈的消毒剂的气味。房间外面的主要过道上，药瓶嘎嘎作响，钥匙开着锁，我知道护士在安排手推车发放药物。我坐在医生办公室接——一个空荡荡的大房间，我通常坐在桌子上而不是在桌边坐下。我拿起电话准备打电话。

"你好，我是加斯克医生。"我对医生头衔的新鲜感还没过去。

没有任何心理准备，没有任何警告，没有任何"我有令人心烦意乱的事要告诉你"之类的话来预示坏消息，就像我现在教初级医生说得那样，有的只是难以接受的残酷事实："琳达，我是你叔叔约翰。你爸爸去世了。"

我浑身一阵寒冷，感觉麻木。我胸口发闷，恶心。我想呕吐。

当然，我得回家去参加葬礼。我丈夫吉姆那时是一位研究员，已经开始在英格兰工作，他打算直接开车回去，所以我一个人走。爸爸去世的第二天早上，我乘坐干线列车到格兰瑟姆，然后一如既往地换乘喷着浓烟的深绿色柴油火车突突地穿过林肯郡沼泽，在卷心菜地和电线杆之间穿梭，沿着笔直的铁轨行驶到海岸尽头——地平线上的某个地方。没有人来车站接我——从来没有人来接过我。我挎着帆布背包走出站，横穿鹅卵石马路。每走一步，就离家越近，我开始泪流满面。

葬礼过了三周后，我开始第二份为期半年的工作，这对我来说是成为一名医生前所必须做的工作——在福尔柯克区皇家医院当外科见习医生。我已经开始把悲伤封锁在内心深处，虽然我那时候还没有意识到。我不容许自己感觉悲伤。一份新工作带给我的焦虑感和了解到我必须工作的时间长度，都有助于让我忘却我本该感受到的悲伤。我反而觉得越来越麻木，很奇怪地暂缓了我一直试图去解决我和父亲之间隔阂的努力。我不再流泪，按部就班地继续生活。

在医院里，死亡是司空见惯的。在万物自生自灭的自然界中，一个人的死亡有何意义？一个固执地拒绝戒烟，从而尽量延长自己生命的人的死亡有何意义？医院是一个正常人每天做出冷静决定的地方；一个决定谁可以得到帮助和谁的性命无法挽救的地方；一个无缘无故就有糟糕的事情发生的地方；一个重大事情似乎可以被冷酷和无情的命运草率地认可的地方。

埃文斯先生的年龄和我父亲去世时的年龄差不多。他入院时可能患有大肠梗阻并且有结肠癌病史。他在手术室接受开刀的那一天我是手术助手。我用大号金属拉钩拉住腹壁的时候，我的手臂痛得想变换一下姿势，因为手术室的灯如同热带阳光般照射在我们身上，火辣辣的烫。外科主任史蒂夫和外科会诊医生托马斯先生（或者我们叫他汤米）探讨着埃文斯先生的癌症是否已经复发，如果复发，癌症扩散的范围有多大。

"瞧那儿。"汤米说。我越过拉钩的末端盯着他指着的沿着肠道壁外面生长的像是肉质真菌的地方。"明确的腹腔和可疑的肝脏部位的局部复发。让我们尽量切除吧，然后手术缝合起来。"

几天后，我沿着走廊经过埃文斯先生的病房。他的脸色还是萎黄，虽然他已经停止了呕吐，并且又开始进食流食。他的头发贴在脑壳上，看起来非常奇怪。他把我喊进房间。在他第一次入院做手术之前我们曾聊了一会儿。他的儿子在上大学，他想看到自己的儿子毕业，虽然我知道他不可能活到那时候。我在床边的椅子上坐下来，望着窗外，冲着路对面锅炉房冒烟的烟囱。然后我转过头对着他，清楚地意识到我仍想继续瞧着螺旋形的烟囱，去数较薄的外管围绕内管的捻数，好像我从来没见过烟囱似的。

"我知道，"他开始说，"你知道。"他直盯着我。

"什么？"我回答说。我的嘴发干。

"我知道我要死了。"他停了一会儿。"你知道为什么吗？'

"为什么？"我嘶哑着嗓子问。

"因为你每次路过这个病房时往里看着我的样子。我可以从你的眼神中看到我死亡的影子。"

"不可能……"

"哦，没错。"他说。"一切都写在你的脸上，小姑娘。你自己暴露了。"

然后他转过头去不再看我，面对着墙壁，我们的谈话到此结束。他再也没有跟我交谈。

我很羞愧，压根不知道如何让他再次开口跟我说话，或者甚至不知道我是否应该尝试着这样去做。我怎么能够谈论他永远都不会看着长大成人并且大学毕业的儿子？亦或女儿快要生的孩子永远都不会认识他这位姥爷？

他开始绝食。几个星期后，他死了。

我们共有13个人居住在福尔柯克的医院宿舍：5位内科住院医生和8位外科住院医生。我早就认识组里的其中3位，他们和我来自同一个毕业班。其余的来自苏格兰其他医学院：格拉斯哥医学院、邓迪医学院和阿伯丁医学院。

我们所有人做了所有需要做的单调乏味的工作，以及根据严格规定要求医生做的工作。实际上，大部分工作可以由护士去完成，而她们成了教我们如何去做这些工作的人。在这家医院，我们组里的男医生占了优势，因为护士通常是女性，并且想和男医生约会。其中的一些护士愿意为长着娃娃脸的年轻实习医生做任何事情，甚至为他做早餐。真正的救死扶伤的壮举是由我们的高级住院医生们代劳的。

他们依靠我们为会诊医生查房提供所需的验血结果和X光片，帮忙做他们不愿意做的苦差事。我很快意识到这种苦差事意味着任何涉及与病人交谈的工作，总之以我的经验，这是外科医生们不愿意做的事。

迈克是和我关系最好的一位同事，他是位瘦长结实的阿伯丁人，我最初的时候几乎无法听懂他的口音。（上医学院时整个一学期，我都认为病理学老师是斯堪的纳维亚人，后来却发现这只是他们在苏格兰东北部说英语的口音。）迈克和我之间很默契，发展成了一种简单轻松的工作关系。他正在与护士交往，这一事实让我妒火中烧。我是一位已婚妇女，但自从吉姆开始在英格兰工作以来，我就很少见到他。我在22岁时结婚，还不到三年的婚姻已经开始莫名地让我感到受约束。在疲惫的一天结束之后，我们坐在办公室里，迈克和我像往常一样谈论着生与死这样的痛苦问题在病房里被胡乱讨论的方式。我和他谈了埃文斯先生以及所发生的一切如何深深地影响了我。

"我感到很内疚，很懦弱，我本该和他说话，但没有人知道他是否想谈论死亡。"

"你的意思是说，没有人问他。外科医生扮演着上帝的角色，决定着谁想知道和谁不想知道。"他以注定会成为一位全科医生的方式看待问题：实际、全面、客观。

"也许人需要为他们的死亡做好准备。"我坚持道。

"不要为此感到内疚。"迈克说，同时抬头看着我，给了我一个安心的微笑，让我想拥抱他，但我没有。

我那时候所不知道的是，得知自己即将死去也会触发一种悲伤，为从未有过的生活感到悲伤。的确，伊丽莎白·库伯勒·罗丝在她的经典著作《死亡和垂死》中描述了悲伤的五个阶段——否认、愤怒、妥协、沮丧和接受——这五个阶段实际上不是在家属身上而是在垂死的人身上观察到的。在我当住院医生的时候，我看到许多人努力去接受正发生在他们身上的事情，却常常极少从照顾他们的人那里得到帮助。一些人患上了现在常被描述为"意志消沉"的疾病。其他人害怕即将到来的死亡或为此感到愤怒。坦率地说，还有一些人感到抑郁，像我现在怀疑的埃文斯先生当时的情况：无法沟通，独自面对死亡，因为没有人设法伸出援手并打破他的沉默。

我们现在所在的综合性医院有心理健康联络员，他们可以在这种情况下提供帮助，但是我们在过去没有这个条件。我们都只是得过且过。然而在综合性医院，不难发现所有你身边的人，不仅仅是患者，所表现出的不同程度的困境，从恐惧、意志消沉到绝望。如果你愿意睁大眼睛看，就不难发现。

　　我现在想知道我父亲在他生命的最后几天躺在病床上时是否有机会谈论他的恐惧和担忧。也许，由于了解他这个人，知道他即使有机会也不会想谈。我永远不会知道答案了。当时我所能想到的，现在仍然如此这样想，他肯定会讨厌活下去，因为无法过上他一贯的积极生活。我无法想象我的父亲那由于心绞痛而行动不便的身体状况，对一个曾风雨无阻地爬上八字形过山车和在北海里畅游的人来说，将会是一种他怎样去接受的健康丧失。

　　在6个月中将近一半的时间里，我们每三个晚上就要工作两个晚上，每三个周末就要被呼叫两个周末，以及所有的周一至周五的白天都要工作。第一天晚上，我排在随叫随到的值班医生第一责任人位置，然后第二天晚上在第二责任人的位置，援助我的同事——不工作，但也不能离开医院，要么看电视要么快速翻阅每日纪事报来打发时间。第三天晚上，我不值班，但是我们往往只是去隔壁的酒吧，好像觉得这个世上除了医院就没有其他地方存在似的。另外，我们也常有一些聚会，因为总有一些事情要庆祝：生日、一次考试合格或一次求职面试成功。最初我尽量避开这些聚会。我感到内疚，因为我不应该在爸爸刚去世不久的时候寻欢作乐，但与此同时，我告诉自己，现在没有他站在远处评判我，以及永远不知道他想要什么或在思考什么的情况下，我的生活会更轻松。

渐渐地，几周的时间过去了，我的信心开始增加，我又能入睡了，这是自爸爸去世以来我一直无法做到的事情。我开始重新获得一个做事有条理的、有能力、效率高的住院医生的外在形象。我发现适应我的第一份实习工作的日常工作更加简单了。普通内科的气氛不那么男性化，似乎有更多的时间跟病人交谈。外科是有关做的，而不是说的。决定生与死的手术方法很简单：要么你可以切除它要么你无法切除它，这是对待疾病的一种明确而诱人的观点，我可以看出它吸引人的地方。

在急诊室，我学会了如何从妇女的手指上取出缝纫机针，她们在街上的牧马人牌牛仔裤工厂工作（通常一次取两枚针，因为牧马人牛仔裤确实像广告里说的那样是"双缝针的"），从疼痛的红肿的眼睛里取出金属碎片，从婴儿的鼻孔里取出玻璃珠。我还让那些受到福斯河口附近的石化厂的有毒化学物伤害的人服用解药。我可以治愈病人，或者至少让他们立马感觉好了许多——我意识到这些是我作为一位精神科医生所永远不能够做到的事情。

一个星期日的早上，我在八点三十分时就被尖锐的急诊寻呼声吵得起了床。我才上床躺了3个小时，感觉相当缺觉。星期六的晚上医院总是忙忙碌碌的，为了自身的安全，当面对酗酒的苏格兰中部民族主义者时，我不得不隐藏我的英格兰口音，我企图检查一个满嘴脏话的酒鬼，他醉酒后摔倒受了伤。

面对一个即将来临的急诊，我穿着当睡衣穿的蓝色手术服跑了几百米赶到急诊科。在早晨凉爽的空气中，我们在急诊科前门等着救护车到达时，急诊室护士简要地向我介绍了情况。

"我们所知道的就是墙坍塌在一个孩子身上。孩子当时在外面的一个建筑工地上玩耍。心梗急救组已经在来的路上。"

"多大岁数了？"我问。

"九岁。"她回答说，同时撇起嘴唇。

当警笛声接近时，声音越来越响，我们焦躁不安，用胳膊拍打身体来保暖。我的心狂跳着。直到现在我听到鸣笛声时，心仍然会砰砰直跳。

当救护车停住时，两名救护人员从车尾部跳下，把担架快速推到等候着的担架车上。那时，心梗急救组已经抵达，他们把担架车匆匆推进了抢救室，在那里他们围聚在一起。门在他们身后被砰地一声关上，我知道既然他们在里面，那里就不再需要我了。作为最年轻的医生，我觉得最没用处。我退后，看着，等待着。

然后护士从我身边冲进抢救室时，抓住了我的胳膊。

"他们是父母，你去和他们说说话。"

一对 30 岁左右的夫妇在外面的候诊室里彷徨不安。当我走近时，那个男人满怀希望地站起身，朝我走过来。

和他们谈谈……我能说什么？

"发生了什么事？"我问。

"有什么消息吗？"他急切地打听，没有理睬我的问题。

"还没有。"

男人精神萎靡，女人突然哭了起来。她像一只处于痛苦中的野兽一样发出一声可怕的哀嚎。男人搂着女人的肩膀，用他那只大手掌遮住了她的脸，然后转过身来面对我。

"我们本以为她还在床上，我们甚至不知道他们出去玩了。天哪！今天是星期日！我们正在睡懒觉。我们让他们远离隔壁的地方，但他们就是不听。我知道老墙不安全……我告诉过他们。"

"医生们在做什么？他们在忙什么？"女人问，"我想见女儿。"她试着挣脱，但那个男人、她的丈夫，我猜是孩子的父亲，紧紧地抓住她。

"你无能为力，什么也做不了。让医生们继续抢救，他们会尽力，我知道他们会的。"他颤抖的声音听不出他话里抱有希望。

大约20分钟过去了。我给大家端来了一些茶，坐了下来。他们的茶放在桌上，渐渐凉了，而我喝着，尽量提神。急诊科除了我们之外，变得很冷清，空荡荡的，清洁工在清扫地板。地板蜡的香味开始沿着走廊散开，朝我们飘来。星期六晚上的酒鬼们虽然摔倒受伤，但由于酒精的麻醉作用使他们暂时无法感到疼痛。所以，他们通常在上午11点才会蜂拥而来，而干园艺活受伤的人和从自行车上摔下来的孩子将在下午3点左右的时候开始陆续抵达接待处。但现在一切都静悄悄的。

最终，矫形外科主任从抢救室出来，向我们走来。

"班克斯先生和夫人……"他开口说。

但是这位妇女，凭着涉及孩子健康时所有母亲都会有的直觉，没等他说出下一句话，就知道他要说什么。

"她死了，不是吗？"她出奇地平静，她的丈夫表现得似乎更震惊。

"我很抱歉。我们尽力想让她苏醒过来，但她到医院时已经停止了呼吸，她伤得太重了，我们没法挽救她的性命。"

他把一叠记录硬塞进我的手里，把我拉到一边。

"记录下来到达时已死亡。我草草地写了一些。多处胸部和头部损伤，无法救活。最好明天给地方检察官办公室打电话通知他们。"在苏格兰，突然、可疑或意外死亡要报告给检察官办公室而不是验尸官。

"但我要对他们说什么……我拿他们怎么办……"我指了一下默然地站在门边的夫妇。

"你去跟他们沟通一下，看看到底发生了什么。警方会讯问他们。我去吃早餐了。"

说完这句道别的话，他悠哉地走在走廊上，双手插在口袋里，好像他早上刚出门去散了一小会儿步。

我事后在想，他会不会有什么感觉——或者他早已对人类的苦难变得完全麻木不仁，无动于衷？也许他本人从来没有收到过坏消息。我知道我不想成为那种对痛苦和绝望习以为常的医生，但这种认识最终会带来风险——有时关心过度的风险。

我不知道那个去世女孩的父母后来的情况。我希望他们能够互相谈论他们的女儿，为他们失去的孩子和他们永远不会看到长大成人的孩子流泪。在我以后的职业生涯中，我总是看到许多人无法接受失去亲人，从而陷入绝望和抑郁。我学会用药物去治疗身体出现的症状：食欲不振和体重下降，增加活力，并减少自杀的念头。然而，为了消除丧失的痛苦，你必须做一件我失去父亲时没能做到的事情：谈论它。

CHAPTER 04

wounds

创 伤

珍妮丝真正的伤痛隐藏在内心深处，这是她与父母之间关系发展的结果。
她过去与母亲的关系不仅损毁了她的自我形象，也破坏了她现在建立良好
关系的能力。我和她有着至关重要的共同点，那就是都被生活所伤，都认
为自己不被这个世界重视。

　　我们大多数人需要和一些人有亲密的关系，但是就是在这些
关系中，我们最有可能置身于被伤害的危险中，无论是情感上、
身体上，还是性关系上。的确如此，最严重的情感创伤往往是那
些和我们最亲近的人以及那些我们敢于相信的人所施加的。我们
生活早期所经历的情感创伤使我们更容易患上抑郁症，因为它让
我们成年后在情感上更脆弱，可能更难获得良好的人际关系和更
难以应对的压力。由于情感创伤在自我感觉上产生的负面影响，
它也可能稍后以自残的形式表现出来。

　　1980 年 7 月月末，我告别了福尔柯克医院外科的同事，开

始了在曼彻斯特的心理医生的培训。我有点舍不得离开。我和同事的关系已经非常亲近，尤其是和迈克，我知道我会想念他的陪伴。在我们的告别晚会上，借着醉酒这个惯常的借口，我们最终在昏暗的宿舍休息室的角落里相拥在一起、亲吻和窃窃私语，身边到处是半梦半醒的人和拉格啤酒空罐。

"从你最初来这里以后，你改变了很多。"他告诉我，"你之前很冷漠。"

"当时我父亲刚刚去世，"我说，同时意识到我从来没有告诉过他这件事，"现在我害怕了，我不知道我是否能应付得了。"

"哦，你可以的。你会成为一名优秀的心理医生。"他笑着，头向后仰，倚靠在墙上。

我们在黑暗中待着，有片刻没有说话。他不太明白我一直想说什么。我拿不准我将如何应付我的新生活，在一切发生了变化之后——不仅是我的工作上的变化。我感到很孤单。

"你会成为一名很好的心理医生，因为你是我见过最敏感的人。"

敏感还是过于敏感？我外表坚强、冷淡，但这只是演戏而已。在内心深处，外表之下，我只不过是个软弱之人。我太容易受伤害，我与他人的交往，特别是与家人的交往，给我造成了情感上的创伤。我知道我总是倾向于过多地细想别人的语言和行为的含义；我会在困难的交谈结束之后很久仍在心中细细思量，结果被别人没有任何恶意的话中伤，自寻烦恼。我敏锐地察觉到我周围的人的情绪变化，但反而有时会注意不到一位朋友外貌上其他更明显的细节改变，如一副新眼镜或新发型，因为我沉溺于自己的想法，每时每刻仔细分析我与世界的相互联系。我经常发现自己为了让别人喜欢自己而去取悦他人，但是又痛恨这一切妨碍了我去做我想做的事情。情急之下我总是会说一些话，事后却又后悔，然后开始反反复复，左思右量。个性敏感的人在意别人对他的看法，并且经常被告知他们"对事情太认真"。如果他们变得非常沮丧，对他人的关注会变成偏执的想法。他们开始相信别人真的不喜欢自己，并且实际上正在背后议论他们，尤其是他们的自尊心早已不足的时候。

我知道失去福尔柯克的朋友，尤其是迈克，会带来痛苦，而我不想再感到痛苦。我必须继续生活，我要开始一段新的职业生涯，要回归一桩旧的婚姻。所以我乘火车来到了英格兰西北部，搬进我们的临时住处——柴郡朗科恩镇的一套公寓，它就在吉姆已经开始工作的实验室附近。因为我不会开车，他每天花费20分钟送我到沃灵顿的中环火车站，从那里我再赶火车进城。我在一家教学医院里踏上了专业医学培训的第一步阶梯。

1980 年 9 月的一个傍晚，曼彻斯特下了场细雨，在我的头发和羊毛开衫上留下一层晶莹的小水滴，当时我正走向距离这里 5 分钟路程的皇家医院，穿过上溪街拥挤的主干道。天渐渐黑了，我横穿马路时，汽车的前灯晃得我睁不开眼睛，我尽量避开水坑，巴士司机几次三番试图在沿排水沟飞驰时把我溅得浑身湿透。我走入纳尔逊街，在进出急救科的救护车之间躲闪着。

曼彻斯特皇家医院急救科的医生要求我跟珍妮丝谈谈，之前他们让她服下了她头天晚上服用的扑热息痛的解药。她用斯坦利牌刀自杀，在每个手腕上深深地割了一刀，然后，躺在床上等死。当她来到急诊室时，她的伤口早已停止流血，因为在打电话叫出租车送她上医院之前，她已经在伤口处裹上冰，以减少肿胀。我是当时值班的精神科医生。虽然我享有这个头衔，却只有两个月的经验。

当我进去时，我被带到一个 25 岁左右的年轻姑娘身边，她躺在昏暗病房里的一张旧检查床上，几乎不可能不被打扰。在隔壁小隔间里，一个褐色的帘子后面，我们可以听到内科主任正在询问一个喘不过来气的病人有关他胸痛的情况，和我们周围的急诊处永不停歇的节奏：急促的脚步声，金属托盘的叮当声和召唤初级医生迎接下一个挑战的刺耳的、单调的、冷酷无情的寻呼声。珍妮丝一动不动地躺着，对这些噪音充耳不闻，一声不吭地在盯着天花板。她的脸色黯淡、苍白。脱色的金色头发凌乱地向上支棱着，露出深褐色的发根。她身上散发着酸臭酒精那令人作呕的气味，伴随着常见的自我中毒，我将会很快熟悉这种气味。但这不仅仅是一个服药过量问题。这是一个严肃的、冷酷的结束她生命的企图。珍妮丝能活下来真是幸运，既没流血至死也没睡得太久，甚至扑热息痛还没有对她的肝脏造成无法挽回的损害。

"我猜你想知道为什么？"她问我，把头转向我。

我们目光相遇，那一刻我惊呆了，淡蓝色的虹膜环绕着墨黑色的瞳孔，似乎直接穿透了我的灵魂，我说不出话来。

"我为什么这样做呢？"她重复了一遍，然后继续说，"我不想再活下去了。我不明白活着有什么意义。我已经考虑这件事很久了。我生活中的一切都搞砸了。"

她的声音惊人得响亮，不是伦敦腔，但她一定来自英格兰南部，这表明她远离家乡。她几乎是在咆哮，没有一丝自怜。她告诉我她独自一人生活，没有指望任何人找到她。

我从金属床头柜上拿起了记录，开始翻阅，试图掩饰她是多么地让我感到害怕。自杀未遂不应该那么镇静的。我深吸了一口气，着手做我的工作，建立她的精神病史，确切地了解她发生了什么事：何时发生的，如何发生的，为什么会发生，按照什么次序发生的。

"我真的很想知道的是，"我过了一会儿把记录放到一边，问道，"你为什么改变了主意？你为什么叫出租车来医院？"

她的脸上闪过一丝微笑，好像很喜欢和我唇枪舌战。我怀疑她是否曾经看过精神科医生，虽然她否认了，但她似乎知道我要问什么。

"嗯，自杀没成功，是吗？我醒了过来。所以我不想再试一次。"她直视着我的眼睛，然后补充说，"至少，当时肯定不想。"

"如果我建议你住院一段时间呢？"

我颇费了一番功夫说服她，但她最终同意了。她皱起眉头，夸张地做出"思考"的模样，然后第一次笑了，她看上去不再是一个病快快的羸弱之人，而是一个朋克风的小精灵。

"好吧，因为我喜欢你。"她对我咧嘴笑了笑，"我跟你说一声，我会一直待到明天，为了你。然后我要回家了。"

我的新工作与我以前在外科做住院医生的工作之间存在很多差异。首先，我不穿白大褂，护士也不穿制服，有时很难把她们和患者区分开来。其次，大多数时间我的病人到我的办公室来找我看病而不是我去病房看他们。偶尔，有人会卧床不起，因为他们觉得不值得为了生活而起床，正如当初我的父亲那样。但大多数病房里的病人都起床走动一整天。最后，这里的查房与综合性医院的查房是完全不同的流程。我们总是在周三下午 2 点在门诊部楼上走廊尽头的会议室集合，与会诊医生詹姆斯博士碰面。他总是准时到达，坐在房间尽头那有扶手的椅子上，而我们其余的人则坐在高背椅上，围成一圈面对他。

当我陪同詹姆斯医生去询问珍妮丝时，他们之间的谈话在闭路电视上被转播给小组的其他成员观看。当她搪塞詹姆斯医生，巧妙地回避他试图越过她强大的防御的时候，我敬畏地看着、听着。珍妮丝是一位艺术生。我们了解到她已经决定了她想自杀，因为她极其讨厌她鼻子的形状，所以她不想继续活下去。她对自己的外貌很敏感，对自己的长相感到厌恶，而对我来说她看起来完全正常，如果不是以完美的标准来要求的话。她变得如此沮丧，认为自杀是唯一的解决办法。她解释的方式使得这一切对她而言，似乎都合情合理。这是我努力去理解的一种思考和存在方式，但我费了很大的劲儿去理解。外貌永远不应该重要到影响一个人活下去的欲望，但我开始明白，她真正的伤痛隐藏在内心深处。

过度地关注自己的外貌，以至于妨碍到正常生活，被称之为身体畸形恐惧症。就珍妮丝而言，这似乎是她与父母之间关系发展的结果。她的母亲对她非常挑剔，在坚强的外表下，珍妮丝自我感觉很差，主要表现是对自己的外貌很不满意。她过去与母亲的关系不仅损毁了她的自我形象，也破坏了她现在建立良好关系的能力。回忆是痛苦的，深深的心理创伤依然未愈合。

"她曾经告诉我，我走狗屎运才能找到一个愿意爱我的人。我既相貌丑陋，心灵又不美。"她向我吐露。

"那一番话一定让你很痛苦。"

她看着我，几乎带着歉意笑了笑。"情况仍然如此。"

与珍妮丝谈话几天后，我出现在詹姆斯医生的办公室。秘书们都走了，路灯照亮了街对面的公园围栏。当时是下午 6 点之后，公园中央的儿童游乐场里影影绰绰。詹姆斯医生那平静的语调，他头倾斜的样子，使我突然想向他倾诉、吐露心声。

"这一年过得很艰难，"我开始说道。"我父亲一月去世，然后我公公也死了……有时候似乎我永远熬不过去。"

我急匆匆地脱口而出，然后感到很尴尬，因为我确信他不会想听我的问题；沟通的那一刻消失得如同来时一样的突然。我匆匆咕哝了句"再见"，冲出办公室，动身前往车站，确保自己待在明亮的街灯灯光里。再一次，我感到内心非常孤独，但是在为詹姆斯医生工作的六个月期间，我再也无法向他诉说。我继续在精明强干的外表下隐藏我的感情——担忧和恐惧。

几周后，在我下一个工作岗位上，在威辛顿医院的精神科病房，我第一次见到了弗朗西丝。会诊医生说弗朗西丝患了抑郁症，但并不感到沮丧，她只是憎恨这个世界以及世界上的每个人。她很生气，充满敌意，害怕别人别有用心，并且根据大多数医护人员的看法，非常不识好歹。回想起来，作为一位医生的第一位病人，她不是共同了解心理治疗的最合适的候选人，因为她的问题相当复杂，但是我喜欢她身上的某样东西。在一个到处都是患抑郁症的中年妇女人群中，这些女患者举止良好、彬彬有礼，对医生表现出太多的尊重，还有在另外的患者人群中，这些人入院多次，以至于对所有的护理人员像老朋友一样。与他们不同，弗朗西丝是那样格格不入。

"人格障碍。"每次她和护士争吵时，护士们都会低声说。

西格蒙德·弗洛伊德会称它为相互关联：通过自己的心灵与另一个心灵的结盟，来减少自己对于生活感到焦虑的一种无意识方法。这是后来被我的监督小组鉴别和温和地受到苛刻检查的一个策略，我每个星期与小组会面，讨论我的进展。然而，我觉得与其说是我找到了一位接受心理治疗的病人，不如说是弗朗西丝找到了我。我有时可以猜到她想告诉我什么，好像我有直觉似的。

一个人早期生活中发生的事件塑造他们的个性，这种个性是指一个人在与他人的关系中所展现出来的情感上的、态度上的和行为上的反应的特殊组合。我们的个性发展，严重影响我们与他人的关系是否良好，我们是否会感到沮丧。有些人的经历让他们从很小的年龄就感觉情绪持续低落。我经常问这个问题："你最近一次是什么时候感觉像原先的你？"这种持续的情绪低落有时被称为"心境恶劣",但较早的教科书有时称之为"抑郁性个性"。就我个人而言,我不喜欢这个术语,因为它太常用于贬义。有着沮丧个性的人有时会变本加厉地感到沮丧,当这种情况发生时,他们无法建立良好的人际关系,这往往意味着他们缺乏必要的支持来使他们觉得自己在这个世界上受到重视,而这一点对帮助他们康复来说是必要的。

弗朗西丝坐在我对面的椅子上。

"家里的生活是什么样子的?"我问。

"艰难的……不对,忘记我刚说的话。"她回答说。

"在什么方面艰难呢?"

她默默地抠着左胳膊上的一个痂。当她用稍长的指甲撕扯这个痂时,我看到血从硬壳下渗出。在她的两只前臂上留下了她用剃须刀片反复划伤自己的痕迹。较新的伤痕由于发炎仍然鲜红鲜红的。旧一些的伤痕看起来像是一只蜗牛在铺路石头上留下的银色踪迹。她告诉我,当她自残时,她感到一种奇怪的解脱感。她不想自杀,但有时她需要减轻内心的痛苦,而自残似乎起到点作用,尽管时间很短。其他人反过来告诉我,他们自残是为了体验痛苦,为任何他们感到内疚的事来惩罚自己。

"你能告诉我一些有关你家的情况吗?"我又试了一次。

"我不能说我讨厌它,是吗?我的意思是,我想他们还是关心我的,但我不可能成为他们想要我成为的那种人。"她抽泣着。

"你必须成为他们想要的那种人吗?"

"我不想成为……不同的我。"

"也许你是呢?"

沉默，但是她接着耸了耸肩。算是一个回应。

"也许这也可以……成为不同的我？"

"为什么？为什么说这也可以？"

"也许这是一个开始，一个起点。"

她抬起头来。我察觉到了一个迟疑不决的、不怀好意的眼神，以及首次出现的一个一闪而过的微笑。

在医院与弗朗西丝取得突破性进展的几天后，我的母亲来到了我们的新居做客。在我父亲去世几个月后，她已经开始约会了，但这些关系似乎没有一段是特别认真的。然而，这一次，她带了一位新男友来拜访，她已经和乔交往了约六个月。乔是一位秃顶的运输承包商，说起话来直言不讳。妈妈，吉姆，乔和我都围坐在休息室喝茶，装出一副轻松、悠闲的样子。乔突然问我："你是位精神病医生，是吗？"

"我是位心理医生，没错，"我简短的回答。

"那么，你怎么看待电休克疗法？'

"你什么意思？"

他的回答令我惊讶："嗯，他们在医院给我进行了这种疗法，但这只是浪费时间……"

我不知道他住过院。我抬头看着妈妈，但她避开我的目光，似乎不愿意介入这个话题。她在翻阅她带来的一本杂志。

"嗯，我们仍然使用电休克疗法，的确如此。有时当一个人抑郁的时候，为了挽救他们的生命，有必要使用这种疗法。"这是真的。我看到电休克疗法对桑德拉这样的人起作用，但它也经常在某些我不是太确信需要的情况下被使用：不太严重的抑郁症患者或那些显然是被无法解决的感情和思想阻碍了康复的患者。在这些情况下，其他类型的治疗，如心理治疗和药物辅助治疗或药物治疗，可能不但更容易被接受，而且也更安全、有效。我不知道这是否符合乔的情况，但我没有这么说。

他继续说："难道我自己不明白它的意义吗，精神病学。"他继续说。

我没有试图回答。

相反，我决定换话题，问他们在来访期间想做什么，但是妈妈回答说："我们随你怎么安排。我们怎么样都可以的，是不是，乔？"

我并不完全相信她的话，因为她的回答听起来很勉强。我们带他们去购物，去酒吧喝酒，去外面吃晚饭。两天后他们开车动身回家时，真让人有种如释重负的感觉。我们尽全力去发现他们可能会喜欢做的事情，但这更像是在纸牌游戏中猜别人手中的牌。

妈妈在当天晚上打电话，她的评论是："其实你可以努力一下，在今天设法招待我们。"

"你什么意思？"

"带我们出去，带我们好好地转一转。"

我们星期天早上吃了早餐、读了报纸。我以为这会很放松，但这似乎不是我母亲想做的事情。

"那你当时为什么不说呢？"我问她。

"嗯，我以为你会意识到，有时我只是不想……"

"但我以为我们已经做了你想做的事！你说……"

我能感觉到眼泪涌出来。和我的母亲在一起的感觉就好像目标被不断地设立得越来越远，触不可及。我可能永远达不到目标，或者更确切地说，我通常是完全搞错了目标。无论我多么努力，我永远无法取悦她。

"我以为你想看看这栋房子……对不起，我有电话进来。我必须现在挂电话了。"我告诉她，即使这不是真的。

"这就是你！总是不停地工作，认为你的工作比你的家人更重要。虽然你受过大学教育，你也没有多少好给我们看的，不是吗？"

"你什么意思？"

"嗯，只不过很多旧书和一辆二手车罢了。"

和一个你从未喜欢过的丈夫，我没让自己大声说出来。

"你要说什么？有时候你不会认为……什么？"我逼着她继续说完她已经开始跟我说的话。这是一种冲动，非常像是在揭一个旧痂，让它再次流血。我知道她将要说的话会伤害我，但我无论如何想让她说出来，这样我就可以重新揭开过去的伤口，再次体验它们带来的痛苦。

"有时我简直不敢相信我们有血缘关系。"妈妈继续说。

我们肯定几乎没有什么共同点。也许我是个被偷换而留下来的丑八怪，一个在出生时被不小心调换了的孩子，但是镜子每天早上都告诉我，这不可能是真的。在镜子中，我可以清楚地看到我父亲那厚厚的卷发和大鼻子，和我母亲苍白的长了苏格兰雀斑的皮肤，相同的长脖子和倔强的下巴。我的遗传毋容置疑。

妈妈和乔来访不久后，我弟弟艾伦打来电话。

"我能去和你住在一起吗？在家里我忍受不了了。"

"为什么？"我问。

"妈妈的新男友说我没有什么毛病，好好地干一天的活是不会累着的。"

乔不相信艾伦可能会有精神病。

"还发生了其他的事情……他冲我发脾气……我……"

"发生了什么事？告诉我。"

"他逼我下楼。他让我离开这所房子，留下妈妈一个人，别再让她心烦意乱了。"

当我在电话里听艾伦说话时，我意识到我是多么地想念爸爸。他为什么这么快，这么年轻就去世了呢？至少从很早开始，他是对我想掌控自己命运的愿望表示出一些同情和希望我成功的人。他也是唯一一个有耐心去处理艾伦问题的人。爸爸直到去世一直是一个难以相处的，有时甚至是不可能与之相处的人，但每当我试图回忆起他时，有的只是一种内心深处的可怕的空虚感。

一位熟人曾经问我，为什么我没有经常去看望我的母亲。我很难告诉她妈妈和我无法容忍彼此的陪伴。虽然人们普遍相信："所有的母亲都爱他们的孩子"，但我不知道为什么人们做出这样的假设，这世上有这么多相反的证据。如此多受虐待、不受待见的孩子，那么多不快乐的灵魂，以父母爱的名义造成的如此多的伤害。在宽宏大量之时，我可以相信我母亲可能爱的人的相貌和声音和我完全一样。问题是，我永远成不了那个人，而与此同时仍然保持我的理智。相反，我母亲和我打的是一场持久战，我们都没有从对方那里得到我们真正想要的东西，并且作为回报给予对方更多的惩罚。

我不再属于我的家人，我觉得那里好像没有我的房间。我现在意识到，它从来没有提供一个温暖的、安全的和富有爱心的家——我的许多朋友一直拥有的家。我觉得任何地方对于我来说都不是一个真正的地方，除了在工作单位、在病房里。

在那里，我有身份，有目的，没人知道我的过去。没人知道我是我母亲的"不懂感恩的孩子"。我可以继续树立新的形象，自上医学院以来我一直在塑造的形象。我办事利落，富有同情心，并且，至少从表面上看起来相当的坚强。我在新的职业生涯中正走向成功，我与我的病人有至关重要的共同点：我们都被生活所伤。与弗朗西丝不同的是，我不自残，我的身体没有流血，但我了解她揭开伤疤，经常重温痛苦，用熟悉的痛苦来安慰自己的那种冲动。如果你只是为活着而感到内疚，被勾起熟悉的伤痛的回忆反而会让人感到安心，正如每一次在电话里同母亲的交谈总是让我再次受到伤害一样。然而，如果你不停地揭掉已经结好的痂，伤口永远不会愈合。

像我的一些病人一样，我有时觉得仿佛是在透过一扇窗来看现实的世界，不确定我是否想待在医院的围墙外面。我试图通过与患者息息相通的手段来尽量地帮助他们。我似乎已经找到了某样东西——一份职业、一份天职——这使我觉得我的一生没有虚度。与我自己的怀疑、犹疑，以及与家人疏远而产生且不断增强的痛苦感相比，别人的问题更容易处理。我那时候没有意识到先解决自己的问题的重要性。

弗朗西丝和我开始一起配合，每周见一次面，试图追溯她在童年时期在家里遭受的精神、身体和性虐待创伤的起源。她开始意识到自己内心的力量和生存的决心。然而，她还是觉得在感到有压力的时候很难做到不自残。在过去她真正邪恶的母亲和父亲造成的情感创伤目前仍然在驱使她伤害自己。这已经成为她应对生活的方式，而且我以为不应该由我来强求她停止自残。

我现在知道，如果她曾经想自残的话，一种认知行为的治疗方法——帮助她在心理日记中捕捉和记录下她决定自残前的那一刻所体验到的想法和感情——可能是帮助她学会如何暂停自残，并考虑其他的方式来应对痛苦的最佳治疗方法。这种治疗方法那时候还不流行，但是今天已经盛行。重要的是要记住，虽然一个自残的人可能没有马上死亡的风险，但是他们有百倍的自杀风险。自残和自我伤害绝不只是"寻求注意力"。在过去的10年里，在英格兰，自残的年轻人的人数增加了3倍，几乎可以肯定与我们社会中的青少年经历了压力更大的生活有关。

在我最后一次见到珍妮丝的几年后——那位我开始从事精神病治疗不久后遇见的企图自杀的年轻女人，我在展览会的海报上认出了她的名字。为了看她的一些作品，我参观了美术馆。在黑红色的镶嵌板上是一幅幅色彩鲜艳的抽象派作品。这些画让我想起了血好像从下面的某个地方渗过画布，但画很漂亮。我怀疑绘画是否是一种方式，通过这种方式珍妮丝发现了把她的创伤转化成她仍然感受得到的痛苦的某种隐喻表现。无论她的动机是什么，我很高兴地发现，这位画家仍然活蹦乱跳的，创作出这样富有感染力的画作。我已经认识到，无论这个世界看起来多么黯淡，我们依然能够找到充足的理由，继续生活在这个世界里。

losing the plot

迷失自我

丹尼尔的生活本来一切按照预期进展，但失败的到来让他觉得生活中有太多可怕的事情。因为无法忍受这样的生活，他选择酗酒。如同很多被预先规划好的人生轨道所束缚的人一样，当生活全速脱轨时就会迷路，也会产生无法应对世界的压力与需求的焦虑。

　　最有可能诱发抑郁症的生活事件是触及了人内心脆弱的某个方面的一个事件。生活似乎秘而不宣地把事件与人匹配在一起，就像一把钥匙要找到原配的锁一样。

　　1983 年年底的一天，我坐在鲁伯里·希尔医院的一个房间里，这家医院的前身是伯明翰的精神病院。我当时正接受皇家精神科医师学会会员资格的临床检查。坐在我对面的那个人刚刚告诉我他是如何被逮捕的，因为他偷了车身外壳。当然，我不知道车身外壳是什么，过了好一会儿我才意识到它与制造汽车有关而不是与科幻小说有关。

"我再也帮不了你了，医生。"他带着浓重的伯明翰口音，声音从鼻腔发出来。

我的内心很想告诉他，即使他尝试过，他也不可能对我有丝毫的帮助，但我不想显得无礼。他自愿参加了临床检查，也许他真的一点也不知道他为何住进这个荒凉而沉闷的地方。

然后传来一声敲门声，有人喊道："时间到了。"

我跟着一个年轻人沿着走廊来到一间布满灰尘的房间，光透过高高的窗户斜着照进房间，房间里只配了一张桌子和两把硬靠背椅，就像在电影里看到的探监室。外面，太阳正挣扎着从云层中逃脱。光照在空中悬浮的一片灰尘上。我试图说服自己，我的同伴一脸同情的样子，但是当他扫了一眼我穿的鲜红色的绉纹呢西装时，我从他的眼睛里所能看到的只有怜悯。两年前在曼彻斯特肯德尔百货公司的一次促销中，我一时心血来潮买下这套西装，在某些千载难逢的时刻，红色似乎是一个不错的选择。这是我唯一拥有的一套西装，却感觉完全穿错了场合。我知道我本来该穿黑色。我不但总是感觉穿黑色更舒适一些，而且它有可能更适合我悲哀的心情。

"你有 15 分钟作准备，然后我们会叫你进去。"他走出门外，把头靠在门边。"他们在计时。"

我只有短短的 15 分钟来总结我的记录，拟定病例的简洁陈述，鉴别诊断（这可能是讨论所有可能的病情），仔细地考虑"病因学"（病情的原因），我认为必需的任何调查，一份综合管理计划（目前的，短期的和长期的；心理，生理和社交方面的治疗），并且不能忘记可能的预后。

时间似乎一眨眼就过去了，我走进考场。在一张桌子后面，坐着两位身穿西装的宽肩中年男子，聊得正起劲，但是当我在对面的椅子上坐下时，他们却一下子不吭声了。我没有认出他们中的任何一位，他们也没有作自我介绍。他们穿着英国男科医院会诊医生的统一制服：细条纹西装和实用舒适的领带。没有一丝红色。我向他们介绍了病例，做了简洁陈述，他们两个都带着疑惑的表情看着我，说明他们认为我实际上是一边讲一边编造了这一切。这真奇怪，因为我向他们指出我进行面谈的病人也可能是虚构的。我嘀咕了几句有关刚塞综合症的话，在某种状态下，为了装疯，人们给出"近似"的或毫无意义的问题答案。

刚塞，德国精神病学家，他在监狱工作期间第一次描述了这种病症。在监狱里他遇到了三个明显装疯卖傻的男人，他们这么做很有可能是为了逃避对所犯的罪行承担责任。一般来说，病人的回答表明他们确实听明白了问题，却在回答问题时故意误解。我一直记得的例子是这样的。

问题："一只羊有多少条腿？"

回答："三条，医生。"

同时，我提供了我自己的近似答案。

"你肯定这是你的首选诊断吗？"考官问。

"是的。"我回答道。

他们心照不宣地对视了一下。

无论我做什么或说什么，显然不是他们想听到的。耐人寻味的暂停之后，他们都转过脸来面对我，其中一个开口想说话——

我的心跳停了一拍。

"嗯，非常感谢你，医生。你现在可以走了。"

然后结束了。我知道我没有通过皇家精神科医师学会的会员资格考试，就好像我在笔试考试时交了白卷走出考场时一样清楚。

在暮色中，我们开车沿着 M6 公路回曼彻斯特。冬天来得很快。上下班高峰期，多层式立交桥附近的交通缓慢，像红血球在硬化的动脉里凝结一样。同样参加了这次考试的同事凯瑟琳，边驾驶边喋喋不休地说着，好像她真的以为我在听。也可以说，我是在听，只不过我自己脑中的消极声音比平常更不可抗拒。

结果就这样了！你现在已经把考试搞砸了。

什么？我搞砸了什么？

你证明了你自己。

当我知道我没有通过考试，我怎么还能证明自己呢？

谁说你必须成功！不，你已经证明了你真的不具备成功所需的品质。你被发现了。这只是迟早的事。

也许我的精神病学职业真的走到头了。我只是靠蒙混过关，滥竽充数才取得了我目前的成就。

一段时间以来，我感到自己越来越焦虑不安。在伯明翰参加考试的三个月之前，也就是 1983 年秋，我在威辛顿医院的专病诊治中心被晋升为高级专业医师。我干初级医生三年，在没有通过规定的考试的情况下，得到了一份新工作，虽然我被期望很快参加考试，精神病学这门学科无法完全适应现代检查的简单方法。我可以写一篇博学的文章讨论抑郁症的可能原因，详细阐述不同的来源的冲突证据，但我觉得做多项选择题更难，选择题要求我理解人们普遍接受的诸如"通常""经常"和"不常"这些不精确的术语所隐含的频率上的细微差别。

我有过与考试相关的病史。我的同事和高级医师们不了解这一点。他们不知道在我童年的钢琴考试前我的双手是如何常常出汗和颤抖的。他们不知道我是怎样被恐惧吓瘫，预感到我会在下一刻毁掉通过考试的机会，以至于接受我已经失败，所以敷衍地演奏一曲交差，并尽快走出考场，这一切实际上对我来说似乎更容易做到。

新的工作很难。我负责由形形色色的人组成的复杂人群的住院治疗，包括几位"名人"患者和一些权威医生的亲属，他们在曼彻斯特上大学时得了精神疾病。

丹尼尔是专病诊治中心的一位住院病人。他父亲是英格兰南部一所大学的医学教授。他也一直在曼彻斯特学医，但他意识到这不是他选择的职业。在期末考试前不久，他退学了，并继续酗酒，他从入大学起就开始酗酒了。他现在已经二十八九岁，我开始怀疑他会英年早逝。在他再一次严重的自杀未遂后，我们接受他入院治疗。

"这不是我想做的。这就是我那该死的父亲希望的……总是他自己想要什么……"他的讲话有点含糊不清。

"丹尼尔，你出去喝酒了吗？"我问。

"我喝没喝重要吗？"现在无论如何都没有意义了，不是吗？我已经迷失了自我……"

"你什么意思，迷失自我？'

"这就是我父亲经常说的话：'你已经迷失了自我，丹尼尔。'他讥笑着，模仿着父亲的傲慢语气。我从丹尼尔的父亲打给病房的电话里认出了他的声音，盘问我不愿意提供的有关他儿子的情况。丹尼尔是一个成年人了，他的护理细节是保密的。我能理解这往往会得罪病人的亲属和护理者，但丹尼尔的父亲也不需要知道他要求提供的信息，而且他的儿子禁止我们搞家庭聚会。除非出现丹尼尔再次离开医院的这样一个迫在眉睫的风险，否则我没有理由分享他的信息，而丹尼尔的父亲拒绝与我们的社工讨论他的忧虑，固执地希望我回答他的问题。当涉及他们自己的家庭的时候，本该更明白事理的专业人士有时却不善于尊重这样的界限。

丹尼尔开始哭泣，靠墙坐下，然后出溜到地板上。我能嗅出他呼吸中烈酒的气味。他的皮肤蜡黄，他的眼白看起来甚至比平时更黄。我知道我们的护士想让他出院，因为他违反规定，醉醺醺地回到病房，但我也怀疑我需要了解一下更多正在发生的事情。最终，他告诉了我。

"我今天在肝脏门诊见了会诊医生。他说我得了晚期肝硬化。所以，就这么回事。我受够了。我的生活糟透了，我是没指望了。我的父亲是对的，这个混蛋。"

我叫进来一位护士，我们合力把他弄上床。如果真有什么地方可去的话，他此刻也不适合去。我能看出，丹尼尔认为他的生命已经终结。问题是，他觉得他从来没有被允许去决定如何度过自己的一生，因为他的父母已经为他规划好了一切。虽然这一切在他看来似乎如此，他仍然试图取悦他们——却失败了。难的是要努力帮助他发现他想怎样度过他的一生，不管他的余生还有多长。我担心他会逃避这一挑战，继续用酒精来毒害自己，仅仅是为了加快了结他的一生。

护士长桑迪，几分钟后就到了。"如果他一直喝酒，他会……我的上帝！他一直在服用什么？"

"我不知道。"我回答说，"可能是酒精，但也可能是别的东西。我认为我们最好把他送到楼下的急诊室。"

那天晚上的晚些时候，丹尼尔住进了一个内科病房。我打电话通知了他父亲这件事，比起关心儿子的健康，他似乎对自己更失望。

然而，我需要担心的不仅仅是病人。在这个新的工作岗位上，我开始第一次指导资历较浅的医生：渴望取悦和在事情超出了他们的能力时不愿寻求帮助的年轻医生。

"你得跟她谈谈，她不能那样和我的员工说话。"詹妮弗说。她是一位我极其尊重的护士，而她不喜欢朱迪思——我们新来的住院医生。

"怎么回事？"

"她以为她是谁啊，直接跑进来告诉我她要做什么？"

朱迪思表面上自信满满，但是在每个周四上午 8 点 30 分整的入院和出院会议上我坐在她旁边时，我几乎能察觉到她害怕失败。

戴维斯教授喜欢和他为本科室挑选的年轻的女医生们一起玩复杂的心理游戏。我曾经玩过一次，所以知道所有的语言上"花园小径"和逻辑上的死胡同，沿着这些思路走，他的盘查性问题可能会误导你。医生的任务是为其在简短总结里所写的一切逐字地做辩护，而女医生们每星期要给所有的已经入院或出院的病例写总结。

"那么告诉我，医生，这是什么意思……病人的领悟力'好'？你是如何评价它的？也许你能向我解释解释？那么，倘若我愿意接受治疗，那么我的领悟力就'好'吗？但我仍然有可能不相信自己生病了？你认为如何？我的领悟力仍然'好'吗？你来告诉我！如果我的领悟力'好'，那当我相信我被克格勃追踪时，我为什么来医院寻求帮助呢？我为什么不去警察局寻求保护呢？我究竟为什么来找你？给我好好解释一下你所写的东西。"

在精神病学上，像其他的医学分支一样，初级医生在随时随地会引爆的恐惧、咖啡因、酒精和偶尔的眼泪中艰难地度过工作周。

如果焦虑是恐惧的外在表现，害怕某事会发生，那么当恐惧变成现实时，抑郁症就会发作。

"怎么了？"李问道，她是我每周一次的心理治疗监督小组的同事。

李比我们大多数人年纪都大，她一开始学的是产科和妇科医学，精神病学是她的第二个医学职业。她非常成熟和睿智。

"当你认为你可能比你的一些病人更糟糕的时候，你怎么办？"

"寻求一些帮助。"

"从哪里？"

"交给我好了。"她说，"我会安排的。"

～～～

我参加考试两个月后，也就是十二月中旬的时候，学院来信了。我在病房早早就下了班，因为有员工圣诞晚餐。我通常在晚上 7 点之后才离开，但我知道信等着我拆开。和我一道参加考试的其他人早已经知道考试成绩。

凯瑟琳曾给我打电话，宣布："我已经通过了！我简直不敢相信！你知道的，我真的以为我失败了。"

"太棒了。"我的感觉并不好，但是当你知道，自己不会庆祝考试通过时，你又能说什么呢？

"我真的为你高兴。"我试图坚定地说出来，但是太难了。当我快速浏览这张纸并提取信息的时候，我的心似乎停止了跳动。"我们很抱歉地通知你，你没有达到规定的标准……满足考官……多项选择题考试和临床检查都没有通过。"

～～～

戴维斯教授来家里接我去餐馆，在那里我们将与参加那天圣诞晚会的临床小组的其他人会面。当我们开车到那里时，痛苦和可怕的想法不断侵扰着我。我能听到一个声音在我的脑海里说话。这声音听起来像是我自己的。

打开车门，跳出去。等到车在高速公路上加速的时候再跳。来吧……这很容易的。来吧！

但我没有跳，我忍住了。我试图让自己盯着迎面而来一闪而过的车头灯来分散注意力，陷入城市节奏所营造出的奇妙的令人欣慰的恍惚之中，假装这一刻会永远继续下去，我们将永远不会到达目的地。

但是想逃离我的生活的欲望——也许甚至结束它，如果我允许自己去听从那心声的话——比我以前曾经感觉到的更强烈。我没有告诉任何人我的感觉有多糟糕，尤其没有告诉戴维斯教授。我有一种感觉，他不赞成选择自杀。我见过这方面的证据，有一天凯瑟琳和我还有他一起待在工作人员公共休息室里，每一个午餐时间他都在那里"开审"。他表达了他对诗人西尔维娅·普拉斯的愤怒，因为她杀死了自己，让自己的孩子失去了母亲。他认识在伦敦的普拉斯的家庭医生，在她去世之前，这位医生试图治疗她的抑郁症，却白费了力气。

"这是一种非常自私的行为。"他说。

"但是如果这似乎是唯一的出路的话……"我争辩说。我不能责怪别人有这样的感觉。当你如此沮丧的时候，你不可能替别人着想。你只想到你自己，你不可能相信有可能感觉不一样。"她可能以为没有了她，孩子们会过得更好。"

"但是你能原谅自杀的人吗？这是个值得思考的问题。"

"你能吗？"我反驳道。

他没有回答，而是神秘地笑了笑。他不必为我们提供答案。

车在餐厅停下，我意识到教授在跟我说话。

"我们怎么能让事情变得更容易一些呢？"他问。

"我需要学习的时间。"

他会意地看着我。我不需要多说。"考试不及格，你感到羞愧吗？"

我点了点头。

"不必如此。你要知道，比起考试不及格，一个人要为更重要和更可怕的事情去感到羞愧。"

当然，他是对的。他不是在世上有许多比考试失败更糟糕的事情这一点上说对了，或者那一刻我的感觉似乎如此，而是在可怕的惭愧和羞辱感这一点上说对了。这使得我和同事们坐在一起吃饭变得异常痛苦，虽然我意识到他们知道，却不会谈论此事。

"你获得帮助了吗？"他问道。

到那时，我已经开始看一位我简称为 E 的心理治疗师，他是通过李推荐给我后安排的。

"我获得了。"我含着眼泪笑了笑。

"我们不会待太久，并且我会照顾你的。"

～～～

我在神思恍惚的状态下熬过了接下来的几周，日复一日地管理病房，我还在工作，但不再给接受心理治疗的我自己的病人看病。我没有剩下什么可以给他们的，而在不付出自己的情况下我无法和他们一起工作。我在治疗的紧张时刻所吸取的生命力，感觉像是我可以与另一个人息息相通，以便帮助他们改变或成长的生命力，似乎已经全部枯竭。

然后我就患上了急性沙门氏菌感染。我需要一种身体疾病来让我远离工作，因为我的内心无法接受因为精神状况不佳而停止工作的理由。工作几乎成为我活下去的唯一动机，我与精神病学的关系已成为我生活中最重要的一个方面，远比我的婚姻或我的友谊更重要。这就是为什么，我现在意识到，考试的失败深深地撼动了我的认同感。它与我自己特定的脆弱发生了共鸣：通过沉浸于工作来应对世界的压力和需求的一种方式，童年时我已经学会了这种方式。如果所有这些让吉姆感到困惑的话，他没有说，但我知道他关心我，容忍我的情绪。然而，好像只有我的身体存在于我们的婚姻关系中，甚至在那时，貌合神离也不足以描述我的婚姻关系。

在我回来工作后不久，我的体重减轻了一英石半（约10公斤），我的一位患者被诊断为精神分裂症（这种人通常不仅产生幻觉和妄想，而且患有思维和行为改变困难症），她告诉我她最近遇到了我的一位老朋友，此人鼓励她尝试不服用任何药物而挺过去。我很好奇，问她是否可以告诉这个人的联系方式。

原来是简，从上医学院起我最好的朋友。她在曼彻斯特，住在迪兹伯里的一个地下室公寓里，离我工作的医院不远。简和我以前经常谈论退出我们的医学培训。在某些方面，她做学生似乎不如我轻松自在，因为她简直就是稀里糊涂地学了医，因为她是全优生，不像我，以没完全达到要求的成绩，却被录取了。只有当我们开始精神病学实习的时候，她才真正开始表现出对医学事业的热情，或者更具体地说，对精神病学事业的热情。所以，当我们大四的时候，简突然宣布她要放弃学业，我们都惊讶万分。

"我不能告诉你发生了什么事，解释起来太费劲儿。"她就说了这两句话，来证明她完全有理由转专业，改学哲学，然后，几个月后，她彻底辍学了。

"这只是……嗯，一切都改变了。我只是看事情的角度不同罢了。"

她的室友对此有一个明确的解释："她告诉我，她出现了幻听。"

我明白了为什么简无意与我分享这些经历，因为她意识到，我们都很清楚承认出现幻听的潜在含义。

如果你告诉一位医生，特别是一位精神科医生，你出现了幻听，他们极有可能会怀疑你可能患上了某种精神病，并真的出现了幻觉，尽管许多非法药物也可能导致这种情况发生。如今，我们同样知道，许多人在他们的生活中，在某些时候听到"声音"，特别是当他们有压力时，这并不一定意味着他们"发疯了"。有时人们听到他们自己的想法，正如我一样，显然是大声说话，但只在他们的脑海里。其他时候，他们听到人们跟他们说话——他们清楚地听到这些声音，如同他们清楚地听到别人说话的声音一样——在他们的脑海外。所有这些体验在重度抑郁症中都可能发生，但简并没有显得很沮丧——恰恰相反，她有时几乎是从容快乐的。

简在一家书店工作，当我们见面时，她告诉我她去过印度，现在是一位瑜伽爱好者，这不仅要求严谨的冥想，而且对饮食也有限制。

"你好吗？"我问她。

"哦，我很好。你必须相信我，我真的，真的很好！"她大笑，以同样沙哑的笑声，因为我明显不相信她的笑是发自内心的。她看上去身体很好，但我能察觉出她全身心专注于内心世界的同样令人不安的感觉以及她身上同样莫名的平静的兴奋，这一切在她放弃医学时已经非常显而易见了。就好像她已经发现了生命的意义，并急于告诉我，但却无法告诉我，因为我不会相信她。然而，奇怪的是，我发现自己羡慕她。她过着自己选择的生活。也许她已经发现了一个值得拥有的秘密？或者，正如我内心的职业意识低声对我说的那样，坦率地说这是一个可怕的悲剧和虚度的一生，这一切有可能导致了那么多的东西？难道在她失去了对生活的希望时，她却偶然发现一些更有意义的东西来支撑她？

但她对世界采取了一种不寻常的、几乎超然的洒脱态度。她还是我熟悉的人，却不再是完全相同的人。我想不明白她是中邪了或者真真切切的泰然自若。我非常怀念她的习惯和言谈举止，但在她身上丝毫也看不见曾是我朋友的那些影子了。我们之间不再心有灵犀一点通，我再次感觉到那种强烈的失落感，在爱丁堡学习期间她是我最亲密的朋友和闺蜜，我们曾经一起共同度过那些奇妙的、灿烂的岁月。

丹尼尔从我们病区搬走几个星期后去世了。他的肝功能恶化了，在那时（不像今天），通常不向酒精性肝病的患者提供肝移植。我曾希望他能够获得另一次生命的机会，让他从对酒精的依赖中挣脱出来，摆脱掉郁闷的情绪。有些人喝酒是因为他们很郁闷，而有时喝酒会让你感到沮丧。我们很难弄明白两者的因果关系，并且如果一个人仍然酗酒，那么无论是药物治疗还是心理治疗都很难医治抑郁症。

丹尼尔得到的关于他肝脏的消息成了压垮他的最后一根稻草，证明了他父亲对他的评价一直都是对的。然而，不幸的是，关于这一点存在着一个可怕的必然的自我应验，鉴于他消耗的酒量。

"我开始喝酒，因为我无法忍受生活。"丹尼尔曾经告诉我，当我最后一次在综合医院探望他的时候，"有一段时间，酒精使生活变得更容易忍受。我可以忍受痛苦，我可以睡觉，我可以忘掉这一切。"

"当时发生了什么事？"我问。

"借酒浇愁，愁更愁。我感觉更糟了，尤其是上午最要命。但是如果我试图戒酒，我就想自杀。所以我只能继续灌酒。我已经走投无路了，是吗？"

他抬起头看着我，笑了。他不指望得到答复。

"谢谢你来看我，我很抱歉我不能更好地招待你，医生，但是这里不许豪饮，你知道的。"

经过 E 的几个月的治疗之后，我的情绪逐渐好转，恢复了足够的信心，尝试再考一次，尽管我仍然忧虑不安。初次考试六个月之后，我在诺斯威克公园医院参加了重考，医院就在伦敦以北的哈罗镇。我没有穿红色套装。我的病人为我提供了一个清晰而简洁的病史。这一次我通过了考试。我感到宽慰的是，我似乎又步入了正轨，并回到我几年前为自己的生活规划好的明显的安全蓝图里：结婚，从医和成为一名会诊医生。

我在职业生涯中见过许多人，他们几乎相信真的有可能神奇地规划出你未来的生活，他们也试图规划他们孩子的生活。有时他们似乎可以做到，因为到目前为止他们的生活没有发生什么可怕的事情，一切都按照预期进展。然后他们遭受了失败，这个失败与他们的自我意识以及他们的生活目标的关系越密切，他们就越难接受失败。在考试失败中，我暂时失去了理智，虽然我认为我已经安全地勾勒出了我下半辈子的蓝图。我很肯定这是我独自一人完成的计划。我不理会任何想法，我，也像丹尼尔一样，可能一直试图在某种程度上取悦我的父亲，即使我的父亲死了，灰飞烟灭。我现在意识到我实际上在弥补我父亲去世之后威胁出现的裂痕。当时，我只是似乎暂时迷了路，然后再次找到了路而已，但是我没能明白，可能我真正需要的是脱离预先规划好的人生轨道。我知道，有时当生活全速脱轨时，那些混乱的时刻传递重要的信息，有关我们有生之年需要改变的事情——以及我们，和其他人对我们自己抱有的执着的期望，而我们需要挑战这些期望——在一切还来得及的时候。如果我们解决这些问题，我们可以再次开始向实现自己目标的方向迈进一步。如果我们自己选择了这些目标，我们成功的把握就会更大一些。

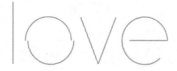

CHAPTER 06

爱

布朗先生选择接受婚姻治疗，是因为面对感情的疏离与伤害，他与妻子越来越难以讨论有分歧的问题。在我与吉姆貌合神离的婚姻中，仿佛一切只是为了达到对生活的某种满足感，我也变得越来越渴望得到爱。

　　感觉被爱是人类的基本需求，但"爱"很难定义。爱有许多不同类型：父母对孩子的强烈的无条件的爱、夫妇之间受情欲驱使的最初的浪漫激情和历经岁月患难与共的伉俪之间慎重的承诺。爱可以得到回报，爱不求回报；爱造成伤害或愈合伤痛。一个充满爱的家庭可以保护我们在以后的生活中免遭抑郁的侵扰，正如成年后的一种相互支持、相亲相爱的关系可以抵消童年时期情感困境的有害的影响。然而，失恋或重要关系破裂这样的生活事件往往触发抑郁，并且可以让我们重温早期生活中丧失曾带来的痛苦。

　　我的病人特丽萨百分之百地肯定一位住在同一条街上的男人

爱上了她。

"你怎么知道？"我问。在门诊看了急诊后，她已同意住院。

"嗯，有很多事情……"

"好的，但你能稍微解释一下吗？什么事情？"我需要试着去了解她到底是基于什么样的信念。我的会诊医生认为她的推论完全站不住脚。

"嗯，当我经过他的房子时，我知道他在惦记我。"

特丽萨是位西班牙人，快 50 岁了。她告诉我，她来英国是因为嫁给了一位英国人，但几年后，他们就离婚了，她独自一人生活，是一位清洁工。她说话的时候，双手用力地来回挥动，为我比划着她的意思。在过去 6 个月的时间里，几乎每天不上班的时候，她就在邻居家外面的人行道上闲荡，靠着街灯柱，当他在公寓里走过窗户跟前时，她就会捕捉他的身影。他已经三番两次地向警方投诉她的行为了，但这一切并没有打消她的念头。

"那么你告诉我，你怎么知道他在惦记着你呢？"

"嗯……嗯，你瞧。"她抬起头来，用手指和拇指比划出一个窗户的形状。她满面笑容，因为她要向我展示这一切是多么的简单和直截了当。"当活动百叶窗打开的时候，就意味着他正在想他是多么的爱我，他是多么迫不及待地想见我。"

"那么当百叶窗关闭的时候呢？

"他在做别的事情，他必须找人做的事情，他必须处理掉的事情，"她耸了耸肩，"但百叶窗总是会再次打开，然后我知道他想要我。真的想要我，但他就是不能说出来。"

"你确定吗？我的意思是，他刚刚向法院申请了一项针对你的禁止令，不是吗？"

"这并不是他真正想做的。我的意思是，他的妻子……她逼迫他这样做的。我知道……"她低声说。然后她的拳头砰地砸在她旁边的桌子上。"我知道这不是他对我的真实感觉。我这里知道他对我的感觉。"她用左手的中指戳着自己的头。"还有这儿，我这儿也知道他对我的感觉。"对此她确信无疑，她的拳头猛烈地击打着她的胸部。"我也很爱他，非常爱他！"

~

"恋爱"和"妄想"之间有着奇特的相似之处。妄想的公认的医学定义是一个错误的不可动摇的信念，脱离了人的社会、文化和宗教背景。这听上去似乎简单但实践起来却困难重重，例如，很难判断什么是"保持"背景，如果你不了解一个特定的文化、宗教或社会习俗的话。那些恋爱中的人和被爱蒙蔽的人都生活在充满了误解和明显不合理的行为的世界里。然而，恋爱没有被精神病学家定义为妄想，除了在"被爱妄想症"的情况下，受影响的人坚信某人——通常是一个陌生人，如同特丽萨邻居的情况，有时是一位名人——爱上了他们。

但是我们怎么知道某人是否真的爱我们呢？难道，就像被爱蒙蔽一样，恋爱同样不需要一种信念，以我们希望的方式去读懂那些迹象并加以解释吗？不是那些像开启和关闭百叶窗一样清晰的迹象——是更细微的迹象。我们学会如何去解读社会认可的暗示，它一般不包括用窗户绳发信号，但这一过程即使在最好的情况下也充满了误解。

我很晚才谈恋爱。爱情让我完全措手不及并且把我的生活搅得乱七八糟，再也回不去从前了。

到 1985 年年初的时候，我在曼彻斯特郊区工作，在一家属于英国第一批的社区心理健康中心上班。这是一栋坐落在平台角落上的普通的石头和红砖建筑，需要帮助的人可以顺便来访，并要求看一位心理健康工作者。外面没有挂"心理健康服务"的牌子，只有一个普通的房屋名称。这里的气氛与我之前工作的精神科的气氛大不相同。我们在社区工作，作为一个多学科的团队，莱尔医生，我的新会诊医生，有着一双炯炯有神的蓝眼睛和泰恩赛德口音。他穿着一件衬衫，外面罩着一件毛衣，而不是细条纹的西装，我觉得他看起来根本不像是一位精神科会诊医生。

我，或者我是这样认为的，终于开始达到我想要的生活目标。我穿着保守——粗花呢的裙子，带扣的衬衫，正要搬进南曼彻斯特的一个更好社区里的一幢半独立的房子。我很快也会成为一名会诊医生。我的人生脚本已写好。吉姆作为一名研究员在工作上正取得进展，似乎憧憬着他心目中我们未来的生活水准——参照他的资深同事的标准，而同事的妻子是一名妇产科医生。

"朱莉娅刚成为一名会诊医生，他们已经搬进了一所更大的房子。难道你不认为我们是时候考虑搬到高档一点的地方了吗？"他总是这么说。

詹姆斯和朱莉娅经常在《好食物指南》推荐的餐馆吃饭。有时，他们甚至提出自己的意见，然后在近期的杂志上刊登。我总是在列出所有通讯者的杂志背面寻找他们的名字。

我们也似乎正在努力地吃遍在北柴郡章节中列出的饭店。詹姆斯和朱莉娅没有孩子。吉姆和我还没有讨论这个特别的话题，但我确信它迟早会被提起。这是一件我认为吉姆想和他的楷模有所不同的事情。然而，我永远无法想象自己扮演一位母亲的角色。

我告诉自己，我的婚姻很幸福，但在内心深处的某个地方我仍然在和内心的阴影抗争，试图达到一种对生活的满足感，在这种生活中我扮演的角色首先是成为宴会的女主人，其次是职业妇女。问题是，在宴会上我通常喝了太多的酒，一来以消除焦虑感，因为自己的烹饪水平太差；二来打发时间，因为有关幼儿园和软装饰的冗长谈话太无聊。众所周知，我偶尔会由于"疲劳"从椅子上侧身滑下来。

当我遇到我的挚爱时，所有的一切都随之改变。

我记得他第一次冲我微笑的情景。我想知道他在想些什么，但他暂时保持了几分神秘的色彩。他是社区精神科的一位护士，我认识他不久，所以我不确定该怎么看待他这个人。他开着一辆总是抛锚的旧跑车，说明车容易出毛病。我认为做他的一位病人会是一次不错的经历。不，不是病人，他像多学科团队中的其他人一样，有客户。我仍然抵制对语言歧视的监督。对我来说，病人这个术语并不太意味着我控制一个人，而是对他们负的责任大于如果他们仅仅只是我的客户的责任。

＝＝＝＝＝＝

"你好吗？"在治疗中长时间的沉默之后，E问道。我每周在一个昏暗的门诊诊所拜访他。诊所在一家历史悠久的旧济贫院里，在曼彻斯特以北一个小时车程的地方。

"我很孤独。"我的眼睛刺痛，但我没有哭出来。

"你想要什么？"

"我不知道。"

我真的需要你，我自思自忖，但我不能说这句话。我的治疗师是禁区。我的同事们，嗯，他们应该也，但是……

"我想，也许你……"他温和地坚持着。

"我希望有人爱我。"我终于承认。

他什么也没说，只是等着我继续。

"你知道我的意思。"我补充说，我的声音烦躁不安。

"不知道，你告诉我。"

他直视着我，我注意到他的眼睛布满血丝。他看起来很疲倦和悲伤。这个观察使我充满了焦虑，而不是单纯的关心。我知道我不想失去他。我和他已经发展了一种亲密的关系。他帮助我学会如何放松，甚至帮我建立足够的信心去通过考试。但是既然跨越了这个障碍，我不明白我还需要在别的什么事情上继续努力。

我现在知道的很多事情，当时并不知道。简单地说，人类的心灵，至少从某种意义上讲，很像一颗洋葱。你可以剥离一层的问题，只不过你又会发现下面的另一层问题，然后这一层问题也需要迟早被解决。

例如，只是为了阐明我的意思，一个人——比方说她是一个女人——变得非常沮丧，担心她想象中的生活问题。她无法决定是否要辞去一份高压力的工作，她似乎，至少在表面上，非常不快乐和紧张。因为某些原因，她不能随心所欲，这造成她与老板之间更多的困难，老板反过来担忧她是否能"敬业"。在试图与她做一些简单的"解决问题"过程中——让她动脑筋想可供选择的不同的解决办法——她的治疗师渐渐清楚了她的工作不是最大的问题，而是其他的问题：她的丈夫向她施压，要她生孩子，这会影响到她如何看待自己在这个世界里的地位——她失去了独立和她在家庭之外的职业角色。工作的确让她紧张，但不是因为它本质上是错误的，而是因为她在工作上和在家里扮演的角色严重失调了。她开始意识到她需要先解决家里的紧张局势，才能做出任何关于她的工作的有意义的决定。家里的情况，婚姻的情况，已经成为真正的问题。如果她那时和她的一位同事开始一段婚外情，而不是解决家里或工作上的困难，整件事情就会变得更加复杂。

但是要承认我们耗费了大半生所建立的关系出了问题并不太容易，此外，修复关系需要时间和双方都愿意尝试。

我们开始一起工作几个月后，社区精神科护士和我一起给一对夫妇——布朗先生和夫人，进行婚姻治疗。布朗先生曾住院治疗抑郁症，已经很清楚，在他与妻子的关系中存在着潜在的问题。他们发现在家庭生活中，他们越来越难以讨论有分歧的问题。男护士和我试图以示范的方式证明有可能进行良好的两性之间的沟通。当我们说话的时候，我们互相看着对方，并核实彼此的想法。

"我们可以看出，你们之间仍然有很深的感情并且关心对方。"

我的同事开始说道。我对上他的眼神，试图不露出我的疑虑。

"问题出在表达这些感情的方式上。对你们来说看出对方仍然在乎你并不难。我可以看出你，安妮，"他看着布朗夫人，向她示意，手掌向上，阳光下，他的婚戒闪闪发光。"通过发脾气，来对史蒂夫在外逗留太晚表示强烈不满。史蒂夫面对感情上的疏离和伤害，反过来拒绝交谈，跑出去喝酒，在外待得更晚，因为他对此还很介意。"听他说起来还挺头头是道的。这就是他们所说的"正向解读"，使消极的、负面的话听起来变得积极、肯定：彼此伤害是因为他们仍然在意对方，却没有向对方传情达意。布朗夫妇小心翼翼地看了对方一眼。我的同事对我微微一笑，我也对他报以微笑。

到治疗结束时，他们不仅接受了我的同事的劝解，而且他们也握手言和，不管怎么说也是一两分钟的暂时和解。他们都承认，他们对对方还有很强烈的感情。同事说话的时候，我看着他。我注意到他的嘴，嘴唇很丰满，他那略带鹰钩的鼻子很挺拔，我仍然可以闻到他用过的须后水残留的香气。有一次或两次，当他朝我这个方向望过来的时候，我注意到他的眼睛是那么的湛蓝。

布朗夫妇离开诊室后，在暮色中，我们默默地坐在一起。然后他握着我的手，把它举到嘴唇边，吻了一下。我被这突如其来的情感搞得不知所措，我从未有过这种突然而强烈的感觉。这种情感令人兴奋，但也令人恐惧。我开始坠入爱河。

"我认为我们沟通得很好，不是吗？"他说。

~~~~~

我很少能猜出 E 在想什么。他把手指尖顶在一起，然后看着我。我看着他鱼缸里的鱼，里面有 5 条鱼。

"你和他上床了吗？"他问我。

到现在我已经习惯了 E 的直截了当。

"还没有。"

"但是你会的？"

"是的，我认为这是不可避免的。我以前不这么认为。"

"如果我告诉你，我认为你想让我嫉妒，你会说什么呢？"

我没有回答。

"你知道你在演戏，不是吗？"E 说，"也许这种新的恋情与治疗过程中在这里发生的事情有关，有时候你不想处理或面对的事情。"

"你的意思这不是真的吗？"

"我没这么说。"

"但你暗示了。瞧，你真的帮了我。我认为我仍做不了这项工作，见鬼，我根本不该在这里！如果我没有一直找你看病的话，但我需要，我想要的，比这更多。"我指着满是灰尘的办公室角落，那里有成堆的书籍、折角的病例记录。

"我知道你需要。"

"我想冒险，认真地恋爱。"

和被爱上。

"这也是真的，你晓得的。"

我相信了他。我看着他，笑了，眼泪刺痛了我的眼睛。我看着在夜空下窗户玻璃中的自己。另一盏灯，另一个我，在玻璃的另一边，就在触手可及的地方。

"也许这对他来说也是认真的。"E说。"我希望，为了你的缘故，他不只是对女医生情有独钟。"

有时E很残忍——我们有着同样的变态幽默感——但事实证明他对我的警告是对的。

他可以看出，我不仅没有解决家里的问题，而且无法应对治疗在我心中激发的强烈情感。

～～～

几个星期过去了。在一段短暂的时间里，几乎我的生活中的一切都改变了。1985盛夏，我独自坐在曼彻斯特我新租的公寓里。太阳在落山，夜晚的灯光反射在斜对面的窗玻璃上。在新的立体声音响里——除了电视机外，属于我的唯一的一件家用电器——一位萨克斯管演奏家即兴演奏了一首小调。音乐触动了我脆弱的内心，然后我思索着我是如何独自一人来到这里的。很多时候，当我在脑海中回放一切的时候，试图找出在所有的谈话中和约会中我没有识别出的或看出来的。事情怎么会有不同的结局呢？这不是我当初计划好的。当我第一次来查看这间公寓时，它似乎是完美的。我的同事——我终于为了他而结束了我七年婚姻的那个男人也喜欢。但他从来没有搬进来住。在我拿到钥匙的那个星期六晚上，我们出去庆祝。当我们回到公寓，瘫倒在床上时，我们流着幸福的眼泪。

但第二天早上，气氛就变了。他坐起来，摆动双腿下了床，揉着眼睛，看着涂了漆的松木地板，因为我猜他不知怎么地没法看着我。

"我不能这样做。我必须回去。我不能离开我的孩子。"

我简直无法相信他说的话。过了好大一会我才开口："但是你想和我在一起生活……你这样说过！"

"我知道，但我没想到会这么痛苦。"他转过身，好像第一次用诚实的眼睛看着我，"我非常、非常抱歉。"

"但我当初信以为真。我现在人在这里。我当初这么地相信你。"我开始哭泣，并试图抓住他的手。他的手攥得紧紧的，几分钟后，他穿好衣服，离开了。门砰的关上。我孑然一身。

我一直确信无疑，当他说他爱我的时候。

他离开后的最初的几天几夜最煎熬。

我弟弟艾伦打来电话："你和妈妈说了吗？"

"没有。"我还没有说，我不完全肯定为什么。

"嗯，她知道。"我能听出他声音里的谨慎。要不要告诉我，他心里没谱。

"她说了什么？"我问他。

"她说她不知道你一个人如何能撑得过去。"

我没有给她打电话。我的心情够低落的了。

吉姆写信给我，问我们是否可以重新开始。我知道，尽管渴望回到熟悉的安逸生活中，但如果我回头，对我们两个人来说都不负责任。我不但不得不接受我的婚姻已经结束这个事实，以及所有与这个决定相关的内疚，而且我也知道我对三个月的情人的思念，超过失去我丈夫的遗憾。但是当我痛不欲生的时候，我的确给 E 打了电话。当我需要他时，他总是等候在那里。

我的一些朋友对我发生的事情感到惊讶："你怎么能离开这么一个会做饭的老公？"

其他人则对我的行为没有感到丝毫的困惑。"我总是觉得，与其说是一场婚姻，到不如说你们更像是商业伙伴关系。"凯瑟琳说。

"你什么意思啊？

"嗯，缺乏激情。"

现在我终于明白了什么是激情：在午餐时间幽会时，偷吻带来的兴奋；午夜时分在空荡荡的曼切斯特街头依依道别时的缠绵悱恻；某个周日下午，在迎风的山坡上，'我马上离开他！'的宣告；在一个欢乐的海边周末，婚外恋得到的圆满结局。然而，最后，当他离我而去，痛彻心扉和遭抛弃的感觉那么令人绝望，我究竟错在哪儿？

我开车北上苏格兰。我需要回到一个从前曾经去过的地方——在我对婚姻和爱情做出的那些重大决定之前，在我父亲生病之前，甚至在我去上大学之前去过的地方。在我人生道路的某个节骨眼上，我拐错了弯，我想如果我能迷途知返，也许我可以穿越岁月，原路返回。

E 的治疗在某种程度上让我重新开始，从某个参考的时间点向前移动。我在自己的病人身上也发现了这种觉醒：也许过去的问题必须解决，才能够前行，这可能意味着他们的生活要折回当初作决定的时刻。生活不能重新来过，但吃一堑长一智，我们可以对未来做出更加称心如意的选择。

我知道我的参考点会是什么。在我18岁的时候，在去爱丁堡之前的那个夏天，我花了两周的时间，独自周游苏格兰。我一直记得那个奇妙的时刻，那时我正乘车前往哈里斯岛东侧的青年旅舍的途中。这是一个几近白色的阳光的一天，当巴士下山朝岛屿西侧驶去的时候，穿越宛如岩石组成的月球表面——除了带状道路之外岩石完好无损——地平线闪耀着交织在一起的银色和碧蓝的光。当幻境开始聚焦成闪闪发光的形状时，我可以分辨出这是一个海滩——宽广的白色沙滩边缘是连绵的紫色山脉。

"我们所有人都下车，散步五分钟。"司机一边说着，一边把红色的公共汽车停在沙滩旁。

就我而言，5分钟是不够的，夕阳无限好，只是近黄昏。这是一个让我魂牵梦绕的地方。

回到十几年后的哈里斯白沙滩，感觉年龄渐长，聪明才智却还在原地踏步，我并不比18岁的自己更聪明。这里与记忆中的画面相比几乎没有变化，除了天气。头两天，倾盆大雨席卷着灰蒙蒙的浓雾笼罩下的白色酒店。我坐在卧室里，以挑剔的眼光盯着镜子中的自己：人又一次瘦了一点，面色苍白了一点，忧郁的绿色大眼睛似乎只是在判断映像的出处。

然后，在第三天，晴空万里，阳光灿烂。我横穿被称作沿岸沙质低地的草地，野花星星点点，缀满了草地，穿过通往海滩的斑驳的大门，兔子在我的前面四处逃窜，急于在我瞥见它们之前赶回自己的洞穴。我脱下鞋子，尽情享受清凉的感觉，脚趾之间是湿湿的的沙子，我踮着脚走在拍岸浪花上。海水冰冷、清澈，如多面雕琢的钻石，璀璨夺目。我知道，无论我的人际关系中发生了什么，我都会永远酷爱这个地方。我可以常常返回这个地方，重温这个时刻，这是与过去的我，在经历婚姻、死亡和失恋之前的我唯一有联系的地方。

我现在明白，就是在那一刻，我才开始意识到接受有着所有的缺陷和弱点的真实的自己有多么重要，这样我才能再次扬起生活的风帆。心理治疗师谈自恋，有些人曲解为自私，但自恋不是自私。无论这听起来多么陈词滥调，为了真正能够关心别人，你必须首先爱自己：承认自己的长处，包容并接受自己的弱点，并开始与它们和平共处。为了避免再次犯同样的错误，我开始意识到我需要对我迄今为止所做的人生选择担负一定的责任。这种认知当然并不意味着我不再做出错误的选择，特别是就急于发展关系而言，但毕竟这是一个开始。

有时候，当一个人一直坚信一个妄想，他们逐渐开始意识到，他们认为是真实的其实远不是那么回事。他们承认他们确实曲解或误解了发生在他们身上的事情。虽然，其他时候，如同特丽萨的病例一样，妄想仍然被封装在一个时刻。

"他真的爱我。"她告诉我说，"我知道他爱我。他现在只是改变了主意。他的妻子让他改变主意了，我敢打赌。我认为她控制一切，而他别无选择。他不想失去他的家和他的孩子们，否则他会来找我的。"

"所以你不会再回到那座房屋了吧？"我问。

"不会的，此刻没有任何意义。我真的认为他改变了主意，但是……"特丽萨停了下来。

"会有人报警，你这一次会受到指控。"

"嗯，不试一下，你永远都不会知道，他可能会回心转意。"特丽萨看着我，笑了。

"是的，我知道我必须接受药物治疗。"

我一丁点儿也不相信她的话。

我知道为什么坚守这些信念是重要的，即使面对如此多的反证。这是人类应对失望和失去的一种方式，对生存来说有时有必要。我必须说服自己，我所经历的爱是真实的，只不过不可持续而已。就像我生命中的其他一切，最终爱如过眼烟云。在我的病人治疗结束时，他们最终和我道别，而我会在未来的某一刻不得不停止找 E 看病。我无法忍受他停止给我治疗的想法。我知道曾经与 E 之间艰难的谈话有助于我继续生活下去，并且在很多方面他对我的行为判断正确。

所以，当我从苏格兰返回，日落时分坐在新公寓里，伴随着音乐，我思考我失去了什么。我开始哭泣，但过了一小会儿，我意识到，我既不是为了我的恋人哭泣，甚至也不是为我的丈夫哭泣，即使他们俩都离我而去。这次我流的泪，完全不同于我在恋情结束后流下的那些眼泪。我是在为我曾经挚爱的另一个人哭泣，我最最思念的人。痛失恋人揭开了一个还未愈合的伤口，五年漫长的岁月之后，我终于开始哀悼我的父亲。

失去挚爱会引起痛苦，但是从这种痛苦中我们的生活可能会出现转机，它们使我们重新考虑过去的决定，改变我们未来的生活方向。

loneliness

孤独

詹妮弗患有产后抑郁症，而阻止她康复的，是她觉得自己完全与世隔绝，孤立无援。她害怕孤独，却无法跟亲近之人谈论每天的希望和恐惧。她的闷闷不乐和未满足的期望和我同病相怜，也让我意识到，我对孤独的恐惧同样阻碍了我去解决自己婚姻中的不足。

到了而立之年，我开始明白，如果我想要解决生活中遭遇的一些问题，并拥有良好的人际关系，我就不得不学会如何去消除对孤独的畏惧，耐得住孤寂。

如果我独自一个人在家里度过一个晚上，我会感到非常孤独，希望自己身边高朋满座，并想知道其他人都在做什么。我想象着他们的生活远比我的精彩万分。然而，当我和他们欢聚一堂时，我又异常恼火，因为我无法继续做我想在家里做的事情。有时感觉好像生活中有这么多我可以学习的、做的或实现的事情，只要我有足够的时间，我自己就能够做到这一切。然而，对我来说，形单影只也意味着不得不容忍不确定和恐惧，所有过去的这一切总是左右着我的想法。为了学会独处，我意识到，我必须去另一个地方，强迫自己花时间去更好地了解自我，远离烦扰。

于是一个秋天的黄昏，我再次来到了苏格兰，这里曾经是、仍然是我的遁世之所。在远离琴秦半岛西海岸的一个小岛上有一幢老磨坊农舍，我待在石灰粉刷的阁楼卧室里，看着九月黯淡的月亮悄悄地躲到了云彩的背后。在海湾，鱼船桅杆上的灯，那晚靠我最近的邻居，在傍晚的微风中摇曳。万籁俱寂，除了海浪拍打岩石发出的微弱的声音之外。我的窗户离岸边只有几英尺远的距离。这是方圆半英里内唯一一幢有人居住的房子。沿着岸边，我找到了一个曾经繁荣的黑屋居民区的废墟，他们居住在简易的石屋里，在垄作的肥沃土地上种植土豆，靠从海滨捕捞的海藻给土施肥。虽然他们早已离开了曾艰辛度日的这片土地，但是我的周围到处都是他们在沟槽纵横的山坡上劳作的痕迹，我强烈地感受到他们就陪伴在我身边，不由得心情愉快起来。

"房屋设施简陋，所以我们通常不出租，"房东曾告诉我。"我的母亲住在那里，我们都是在这所房子里长大的。你要到屋子外面去洗澡和上厕所，我们在牛棚里建了淋浴和卫生间。"

"我在午后的阳光下沿着小路刚爬到山顶，就看到了海岸边破败的水车，我知道这是我魂牵梦绕的地方。在这个偏僻的、古色古香的带家具的农舍里，我没有觉得孤苦伶仃，没有感觉到撕心裂肺的痛苦。我把一个格子呢毯围在肩上取暖，在床上坐起来，打开我的笔记本，开始书写，在纸上记录下我在这儿生活的感触和前几个月发生的事情。

自从离开吉姆，我有了自己的家——一间有三个卧室带旋转楼梯的曼彻斯特式红砖排屋，离我的医院办公室只要步行 5 分钟。如果晚上我敞开卧室的窗户，我总是能听到急诊科的救护车驶出医院院区时，出口处关卡升起时发出的吱吱嘎嘎的声音。我有一个带围墙的小后花园，角落里有一大丛灌木忍冬，夜晚的空气中夹杂着它刺鼻的气味。在这所房子里，生命中的第一次，我真正无人相伴，这是在以前的任何一段时间内，我一直无法做到的事情。

那时候，我正在做研究，攻读博士学位。我的目标是，查清楚教医生成为更好的沟通者是否会对患有心理健康问题的病人生活产生任何影响。

这个夏季，为了项目我访谈过一位妇女，她让我久久难以忘怀。当我穿过苏格兰海岸边的沼泽草甸时，我发现自己想起了她。她的脸仍然浮现在我面前，挥之不去。詹妮弗也居住在一个古韵雅致的地区，但她抑郁寡欢。她并不是独自一人，但她却难以言表地感到孤独。

她的家坐落在德比郡的一个偏远的村子里，我从曼彻斯特驱车前往时，我幻想着，在这个祥和宁静、与世隔绝的地方，离任何地方都如此遥远的地方，定居下来会是种什么样的感受。我开着我的车穿过石头古村落，那里的房子似乎透过直棂窗窥视着城市来的入侵者，我最后来到了一个宁静山谷的谷底，河边有一间宽敞的农舍。

我迎面遇到了一位纤细的年轻女人，她开门的时候，凄然欲泣，一个婴儿在隔壁房间里尖声喊叫。

詹妮弗回答我的问题时，她用指关节揉擦她的胸部，如此使劲，以至于我能肯定她擦伤了浅桃红色毛衣下的皮肤，肩膀处有一小块已干燥的呕吐痕迹。我被这个小小的不完美深深吸引，因为它与她的外表如此不协调。詹妮弗浑身上下没有半点农夫妻子的样子。她穿黑色紧身裤，佩戴大箍耳环，但唯独没有化妆。穿着这套行头，她本该抹上粉底霜，涂上口红、眼影、睫毛膏和腮红，但是她的脸色苍白，近乎灰白。粉红色的艾丽丝束发带把她的头发全部向后挽起。应该这么说，她的整体形象更适合时尚的都市背景。更绝妙的是，一位还淌着口水，蹒跚学步的幼童一只手拉扯着她的带褶边的围裙。小女孩另一只手的拇指稳稳地含在嘴里，她褐色的大眼睛转向了我，盯着我看。我冲她笑了。她的母亲几乎立马从围裙上拽开她的手，她咧开嘴，哇哇大哭，露出了四颗新长出来的门牙。

詹妮弗不打算安慰她的女儿，反而把她推开了。当她低头看着需要洗涤后再放到滴水架上的碗碟时，她的神情看起来疲惫不堪。唯一不对劲的是整个灶台面干干净净、亮亮堂堂的，跟擦了上光剂似的。这是我妈妈向往的厨房，活脱脱跟《住宅与花园布置指南》杂志里面的图片一模一样。

"并不是我不爱我的丈夫。我爱他，真的，他人不错。只不过我受不了这儿。"她似乎在对着墙壁说话，就像电影《第二春》乡村版中的利物浦家庭主妇一样，一边为老公准备饭菜，一边自己跟墙说话。

"你能稍微等我一会儿吗？我要去伺候一下另一个。"她说，另一个指的是她的另一个孩子。

"我们稍事休息一下好吗？"我要求道。

"那你要来杯茶吗？"她做出回应。

"好的，那就太棒啦。你住在这儿多久了？"

"我们结婚有四年三个月了。我知道我看起来不像个农夫的妻子。"她停顿了一下，拧开水龙头把水壶装满，然后又继续说话。她凝视着窗外，头歪向一侧，好像为了看到和我不同的景色——一座谷仓，一辆旧拖拉机和一个干草垛。"我曾经在公共关系部工作。"她向我转过身来，微微一笑，但她的眼睛里却没有一丝笑意。

"这份工作听上去挺忙的。"我推测说。

"你说得没错，我很中意这份工作。我现在仍然很怀念这份工作。"

"你怎么遇见你老公的？"

她的眼神变得柔和起来。"那是在一个农业展览会上。他是组织方，而我在为一位赞助商工作。他买了些鲜花，来感谢我的帮助。那些花是……我最喜欢的白玫瑰。"

当她起身去照料孩子时，我沉浸在世事无常、造化弄人的思考中。在人生旅途中，两个人偶遇在同一个十字路口，他们冒着风险相识相知，然后决定成为人生旅途伴侣，甚至白头偕老，永结同心。但是他们真的相信，在未来的三四十年里，他们能够做到有效地沟通，以便解决生活中遇到的所有问题吗？

"这儿太安静了，"她回来继续和我交谈。"马克不明白，是因为他对这儿的一切太熟悉。他的家人世世代代在这里，但是……"

她起身沏茶，然后把两个瓷茶杯端到桌上。我们继续问答，大多数问题与她的情绪有关：她有没有表现出抑郁或焦虑的症状，她的精力，她的睡眠情况，以及她活得开心不开心。

"还有一点我必须问，事实上，我每个人都问这个问题。"我说道，情况确实如此，"你有没有过这样的念头：生活不值得继续下去？"

厨房里时钟滴答滴答地响着。

"你一定要把这个写下来吗？"她问。

"不，我不必。"

我们互相看了对方一眼。

"但正像我一开始时就说过的那样，假如有什么事情，可能会引起我们对你的生命安全感到担忧的话，我就必须让你的医生知晓。"并且，我想，我得为那些把你逼入绝境的孩子们的安全考虑。或者至少，这是我的猜测。

"倘若我告诉你，我想自杀，会怎么样呢？"

"那么你想自杀吗？"

"我不知道，也许吧."

"这么说，在过去的几周里，你多久产生一次自杀的念头？"

"嗯……大部分日子。"

"你告诉你的医生了吗？"

"没有，我真的不能跟他说这件事。"

"那你告诉过其他人吗？"

"没有"。

"这么说，你离采取行动还有多远？"

"我不知道。我猜……还远着呢。

"你做什么计划了吗？"

"没有，算不上什么计划。

"是什么阻止了你这样做呢？"

这是一个非常重要的问题。这个问题会让你明白你能否深呼吸并做出判断，至少在那一刻，此人性命是否无忧。

她朝孩子哭闹的卧室探了下头，然后把脸转向一边，不让我看见她的表情。她啜泣着说出了下面一番话。

"我想要……天哪，我真的很想爱她，但我对她感觉不到一丝母爱。你懂我说的意思吗？"她把围裙紧紧地缠在手指上，我以为她会把它撕成碎片。

我点点头。

"假使她去了，我也不会介意的。别误会我，我不会做任何伤害她的事情，但每个人不停地说我有多么的幸运。我有一个好丈夫和一个漂亮的宝宝，还有这一个。"她指了一下正从地毯上抬起头看着我们的幼童，"她在出牙，一直闹腾着，让我们睡不了觉。

我对宝宝一点儿感觉都没有。我不明白这意味着什么。我只是觉得内心麻木吧了，但……我不会做任何事，决不会。"

我想告诉她，我理解那是什么样的感觉，我知道麻木不仁和心如死灰的滋味。在父亲去世后，我品尝过这些滋味。我想我知道她在向我描述什么样的感受，但我没吱声。

我们在沉默中瞧着对方，似乎有些事情只可意会不可言传。

然后门突然打开了，也打破了寂静，走进来一位高大的金发男子，浑身散发着乡村的气息。当我看着他们时，我开始明白，在我的心里，她的故事。

他走到她身边，用他粗壮的手臂粗暴地搂着她的肩膀。

"那么，这究竟是谁呢？"他向我示意。

胡子刮得干干净净的长方脸上，他褐色的眼睛非常醒目——一双同她女儿一样的眼睛。我可以看出他对妻子的爱慕，我可以判断出他爱他的妻子。

"这位是医生。我告诉过你她要来，你不记得了吗？她在做外科手术方面的一些研究。"当她把他推开时，我看到他的脸阴沉了一下。

"我告诉过你不要穿着靴子就进屋！我无法保持地板清洁，而小家伙可能从地板上捡起各种各样的东西。"她严厉地斥责他。

"对不起，亲爱的。"

他满面羞愧地看了我一眼，笑了。"这么说，你能让她高兴起来吗？她是个不折不扣的讨厌鬼——最近，不是吗，亲爱的？"

"闭嘴，去换你的鞋子吧，拜托！"

"好的，好的。"他在厨房炉灶旁的一把椅子上坐下来，脱下了靴子。

"我来这里做研究——"我开口道。

"是关于婴儿的研究。我之前带宝宝去看外科……"她看着我，我可以从她的手势还有她语调升高上判断，她不想让我透露有关我们谈话的任何内容给她的丈夫，而我确实也没有这个打算。他皱着眉头看着我。我想他弄明白了，他已经猜到了，但我不能肯定。

"你告诉医生你的感觉了吗？"他问她。

"没有，没来得及。"

他看起来很无助。

她在桌旁坐下，做出一副泫然欲泣的样子。我的直觉告诉我，该是不再打搅他们的时候了。

"我该走了。我会在三个月内给你写信，再寄一份表格给你填写，然后事情就了结了。这样可以吗？"

她挥手示意我离开。"可以，可以。"显然她不想让我再待下去。

房间里的气氛早已改变了。我能感觉到他们之间的关系越来越紧张。她闷闷不乐，排斥丈夫的善解人意，将他的脉脉温情拒之门外。

詹妮弗的抑郁症在第一个孩子出生之后就开始发作了。产后抑郁症可能由激素引起，尤其是如果它发生在生产后的最初几小时或几天之内，但我遇到的抑郁症通常与社会因素有关：一次应激性的分娩，丈夫和家庭支持不足，对母亲的角色和它带来的巨大变化感到失望。人们对生孩子抱有许多期望，其中有些期望永远达不到或无法满足。一个孩子不可能解决婚姻中出现的问题，而只可能推迟不得不面对这些问题的时刻。生孩子是一个重大的生活事件。当詹妮弗再次怀孕时，她还没有完全从抑郁症中康复过来，从而加重了抑郁症病情。但她真正的问题——阻止她康复的因素，是她觉得完全与世隔绝，孤立无援，而在此之前她太熟悉这种感觉了。当她完成了我三个月后寄给她的调查问卷时，她的精神一点儿都没有变得更愉快。我猜想这是因为对她而言什么也没有改变，而我永远无法得知确切的情况。像许多孩子不到五岁的妇女一样，家庭之外没有工作，没有闺蜜分享情感，詹妮弗患抑郁症的概率大大增加了（正如乔治·布朗，社会学家，广泛研究中所揭示的那样）。她需要交谈，但似乎无法让人分担她的痛苦。

記忆中的农夫和他的妻子的最后一个画面，是她站在水槽边，而他坐在阿格炉旁，套上干净的室内穿的鞋子。我想知道他们发生了什么事。他们曾经设法做到过心心相印并再次擦出爱的火花了吗？那个曾让他们步入婚姻殿堂的火花，是否让他们继续生活在一起，却同床异梦呢？

所以很多人与他们的配偶之间缺少一种相互信任的关系。他们害怕孤独，却无法跟如此亲近之人谈论每天的希望和恐惧，这一切只会导致一种强烈的孤独感。他们往往不能突破困住他们的圈圈，通常是由于经济上的原因，或者无法说服自己的配偶一起去寻求帮助，从而改善两人之间的关系。相反，他们生活在一种不确定的状态下，陷入一种情感上的困境。

我久久难以忘怀我与詹妮弗之间的谈话，也许是因为在她农舍的厨房里她的闷闷不乐和未满足的期望使我有了同病相怜的感觉。我开始意识到，在我童年的大部分时间里，这些一直潜伏在我父母的婚姻中。我也开始认识到，在父亲去世后我对孤独的恐惧阻碍了我去解决自己婚姻中的不足之处。我的生活也一直在情感上处于"暂时搁置"的状态——一个被推迟的未来。

当我在磨坊农舍旁的一块大石头上坐下来的时候，我想起了詹妮弗，然后我盯着面前的风景：风卷起浪花，紫色的群山耸立在海的对岸，此处风景如画，美不胜收。我了解孤独的痛苦——非常担心我的余生将在孤苦伶仃中度过，我担心有朝一日，在清晨梦醒时刻，我再也不会感受到躺在我身侧沉睡中的爱人的体温。我担心当晚上吃饭，抱怨政客正在对国民医疗服务制度产生影响的时候，身边竟然连一个可以吵架的人都没有，或是没有一个拥抱我的人，让我闭嘴，不再谈论我的工作，并让我在饭菜凉了之前把饭吃完。我害怕我会像有些老太太一样，孤零零地死去，过了几周才在厨房里被发现，表面上看是死于"自然原因"，但是由于被饥饿的猫啃咬得面目全非，也就无法确定真正的死因。

像我的许多病人一样，我害怕与世隔绝的感觉。孤立、孤独和抑郁是彼此密切相关的。与其他人疏离可以导致我们变得沮丧，也拖延我们的康复。问题在于，当我们变得沮丧的时候，我们经常开始自动地孤立自己，因为感到与别人交谈困难，难以忍受别人的陪伴或无法信任别人。这一切导致了一个恶性循环，使我们更加孤立，从而情绪上甚至更加低落。解决方案并不总是那么简单，简单到只要与人交往就可以的地步。那些天生就爱社交的人比起那些内向的人更注重别人的陪伴，而内向的人可能需要独处的时间，让他们从太多互动的压力中恢复过来——我绝对认同这一点。当我们患上抑郁症时，对于尘世间的人情世态，我们也许会感到特别地矛盾。

当我坐在农舍外，盯着眼前的景色，我知道我正开始寻找办法去面对孤单的恐惧；我正在学习如何与它相处，忍受它，并了解它。我们许多人需要独立的时间来完成事情，那些在别的境况下我们根本就无法做的事情：阅读，写作和创造。在《孤独》一书中，作者安东尼·斯托尔提出独处的能力，甚至对那些没有创造力的人来说，是一个人成熟的标志，我们并不都需要良好的人际关系才能实现人生的幸福。

佛教哲学和实践形成了"心智觉知"的概念，它教导你敞开心扉，并了解内在的自我——观察而不是试图抑制那些痛苦的想法和学习如何密切地关注现在。我当时一点儿也不了解这个概念，但在集中精力完成日常工作的过程中——准备和烹调食物，步行2英里去购物，然后再返回，阅读，在靠窗的桌子边写作，画对岸的风景素描——我开始练习一些心智觉知的方法。在练习过程中，我发现独处实际上并没有那么可怕。

我们许多人害怕孤独。我们所有人都需要与他人交往——或多或少地——与他人分享我们的情感、烦恼和担忧。如果我们做不到这一点，像詹妮弗一样，我们就会变得沮丧并且康复会变得遥遥无期。然而，我也相信，我们可以学会拥抱孤独，甚至享受孤独，只要我们学会"与自己相处"。只有这样，我们才可以培养出一种更强的自我意识，更好地了解我们可以给予别人什么。我们每个人都必须找出亲密与孤独之间完美的平衡点。

trust

信任

安妮与父亲之间糟糕的、甚至是痛苦的关系，使她难以信任别人，即便是身为治疗师的我。她习惯将自己封闭起来，因为这样就可以避免伤害。她并不认为有人会真正关心她，也不想和别人分享自己的恐惧与不确定，因而渐渐推开了身边所有亲近的人。

　　无论是有偿治疗还是免费治疗，关键在于要获得某种程度的信任，这样谈话才有助于真正的治疗和推动改变。为了达到这个目的，治疗师可能需要努力地吸引你加入谈话，消除你对治疗可能怀有的恐惧。有些人，特别是那些抑郁症患者，因为他们曾经经历了创伤性的损失，更加需要重新学会信任别人。他们会害怕冒险，因为他们不想再次经历失去的痛苦。其他人，由于童年时得不到父母的悉心照料或父母亡故，度过了艰辛的早期生活，这些人可能在生活中的任何一个节点都从未有过信任关系。对他们而言，信任的过程将要缓慢得多，并且充满了不确定性，同时可能由于亲近别人而产生恐惧感。

安妮在心理治疗科的接诊室等着我，我仍然每周去那儿继续我的心理治疗培训。她是位二十岁出头的大学生。我知道她已经见过我的导师，并同意找我看病，但她似乎对这个项目抱着相当无所谓的态度，至少表面上如此。我介绍了自己，然后我们坐在楼房后半部的一个小房间里，从房间里可以俯瞰花园，我们没有面对面坐着，但我们的椅子是斜着摆放的。

　　我试着打开话匣子，让她开口。"我大概知道你来这里的原因，但是如果你能再告诉我多一些情况，那真的就太好了……"

　　"好吧。无所谓啦……"我没想到这么快就碰了钉子，好像我们第一次见面对她没有太大的意义，但我不会打退堂鼓。

　　"所以……"

　　我就这么继续冷场，随着时间的流逝，她渐渐开始提供更多的情况。她语调平淡地谈了一会儿日常生活中发生的事情——住房问题和钱的问题。然而她所说的话让人感到好像她置身事外一样，体会不到她内心的感觉，好像我们没有触及到真正的问题。大多数时候，她低头盯着缠在手指头上的手提包带，手搁在大腿上，似乎准备随时抓起手提包，然后跑出去。

　　在某一个时刻，她突然说道："但是我需要首先了解点儿情况。你要把这一切告诉谁？你会在我的全科医生的记录上写什么？有谁必须知道谈话的内容？"

　　她直视着我。在某种程度上，我完全可以理解她向我打听有关信息的保密情况，我并不想了解很私人的情况——从我所了解到的情况，我知道会涉及她和她父亲之间糟糕的，有时是痛苦的关系——在写给她医生的信中，这一点她说得很详细、很清楚，实际上在我看来却没有必要如此详尽。但我也怀疑别的情况。

"嗯，你打听保密情况，这种做法是对的。我会写信给你的全科医生，但只提供他真正需要知道的必要的情况。但是……"下半句话我吞了回去，凭借刹那间我们之间交谈所产生的直觉，我猜测道，"我想知道是否……你也许是在说，你不确定我是不是你真正可以信赖的人？"

我仍然找 E 给我做治疗，我已经逐渐完全地信任他。

"因此，" E 说，"那么你打算冒这个险吗？陷入这段恋爱关系？"我们在讨论一段新恋情的可能性。

"不，我不想再谈恋爱了，还没准备好。我已经告诉过他，我们要顺其自然。"

E 笑了，低头看了看自己的手。他似乎在调侃我，而我不喜欢这样。

"你确定吗？"他问。

"我认为我还没完全准备好再冒一次险。"

我从苏格兰返回家不久，住在这条街上的一个男人朝我大声喊叫，主动要求帮忙，我当时正使劲地拧开车的前照灯。我以前见过这个男人，因为他就住在和我隔了几扇门的房子里。他最近刚搬来，和一位漂亮女人一道搬来的，我最初以为那个女人一定是他的女友，或者甚至可能是他的妻子。

"这些是你的猫吗？"他微笑着问我。我的花猫汤姆、塞缪尔，一直坐在他的汽车引擎盖上，享受着来自发动机的热量，而他的妹妹苏西在大门附近徘徊。我可以察觉出，山姆正试图讨好我们的新邻居。

"是的，它们都是。你喜欢猫吗？"我没必要问这个问题，就像我知道他同样不需要问猫是不是属于我的一样，因为他早就知道。这只不过是一种搭讪的方式。

经过彼此了解几个月之后，先是作为邻居，后来作为朋友，我终于开始定期和他约会：约翰，一个喜欢猫的男人，或者确切地说，猫喜欢的一个男人。我发现和他在一起生活的女人既不是他的妻子，也不是他的女友，而是他的妹妹。

"所以没有什么特别的。"E抬了抬眉毛，给了我一个探寻的目光。他不相信我的话。

"没有！"

甚至在我说的时候，我就知道我在撒谎。猫喜欢的这个男人成了我的伴侣，也成了我的恋人。

在我的生活中，E一直像是一个安全网，只要我需要他，我想他就一定会守候在那里。然而，我也意识到，天下没有不散的筵席，终有一天，我会进入到生命中的另一个阶段，试图"离开家"，告别我的父母——不仅在身体上，而且在感情上。突然有一天，一切都改变了。在过去的三年里，我每周一次找 E 治疗一小时，除了他生病的几个月，但是突然他离开了。

他的秘书给我打电话，取消约诊，但没有解释他为何爽约。她说："你会通过邮件获得另一次约诊。有人会接替他。"

但我什么邮件也没收到。反正我也不想看任何其他医生。

"E 得了抑郁症，离职了。"有人在一次会议上说，"你知道吗？"

他们没有意识到我一直找他看病。我只不过是秘而不宣罢了。

我又给他的秘书打电话。"E 已经不在这里工作了。"她用一种冷冰冰和轻蔑的语气说道，"其他的我无可奉告。"

我很震惊，但除了做一些我在失去密友时曾经做过的事之外，我似乎无能为力了。

我把这些情感放在内心的一个橱柜里，然后把钥匙藏起来。

我没有考虑再找一位治疗师——我认为没有人可以取代 E，在一段时间内，我的生活安定下来，每天按部就班，这是我以前从未体验过的生活。几年过去了，在这期间，我花越来越多的时间和约翰碰面，然后我开始意识到，他确实对我非常重要。我在事业上默默地取得了进展。在很长的一段时间里，我的生活中似乎不再出现我几乎已经习以为常的、原始的、批判的情绪，而这种情绪过去常常与我为伴。但随着时间的推移，我又一次开始在内心深处感到越来越绝望，这种绝望感比我平常的低落情绪隐藏得更深：一种过去和现在都壮志未酬的感觉；一种过去和现在纠缠在一起的刺痛感，就像是在一张无形的网中把过去和现在编织在一起。

我联系了我认识的一位同行，他是附近一座城市的心理治疗科的会诊医生，请他推荐一下，结果得到了一位有名望的医生的名字。事实上，我不需要我医生的推荐，我可以直接打电话给这位心理医生，并安排一次私下会诊。

在艾伦·帕克执导的原创影片《名声》的一个场景中，一位主角去看心理医生。当她鼓起巨大的勇气走进门并寻求帮助时，接待员询问她是否用维萨卡或万事达卡付款。这个场景总是让我感到困惑，因为它使治疗师与病人之间的关系沦为信用卡对账单上的一个条目。然而，有许多治疗师认为，金钱交易是治疗过程的一个重要组成部分。因为你更有可能重视和致力于你个人必须投资的某件事情。

钱是安妮提出的一个话题，因为她似乎在情感上越来越投入我们的谈话。

"你根本不在乎我发生了什么事，你来这里，只是因为你得到了报酬。"一天下午，她突然冲着我大喊大叫，大发雷霆。这句心里话似乎很重要，虽然它是针对我的，我猜想也不完全与我有关，而是牵扯到她生活中其他重要人的情感，只不过发泄到了我身上罢了。

"所以，我拿钱干活，就意味着我不可能关心你发生了什么事？"

她瞪着我。我们似乎终于发现了所谓的"矿藏"。（我的北美老师们过去常常将真正重要的东西称之为矿藏，因为矿藏是可以找到贵重金属矿土的地方。

"我不知道……也许……我不确定……"她扭头看着窗外，看向花园，视线落在了新割的草坪上。草屑的清香弥漫在整个办公室。一位园丁正在把草屑倒进大门旁的一个垃圾箱里。她专注地看着他，不再说话。

"似乎很难谈论钱。"我主动说道，她点了点头，但仍然不看着我。

五分钟后，我告诉她，我们的时间到了，她喃喃地说了声"再见"，然后就离开了房间。

"下周见。"我在她身后喊道。

一个春天的下午，我第一次去拜访了我的新治疗师。我早到了 15 分钟，所以我在外面坐了一会儿。在那段时间里，我焦虑不安，恰恰在约定的时间才鼓起勇气举起重重的铁门环。

我首先注意到的是那个地方的气味——淡淡的气味，我认为那可能是返潮产生的湿气夹杂着打了蜂蜡的令人作呕的气味。这是治疗师自己的家，家里的摆设就好像是穿越了时光隧道，回到了 20 世纪 20 年代。无独有偶，他衣冠楚楚地穿着三件套粗花呢西装。他住在沿斜坡建造的俯瞰沼泽的石头排屋里，咨询室在靠后的一个房间。珍稀的外来植物——一些容易辨认的棕榈树品种，还有其它植物，长着柔软的深绿色和棕褐色的叶子——从色彩斑斓的维多利亚花盆里稀稀疏疏地探出来。壁炉里有一个生锈的铜火护栏，护栏上有一幅褪色的雕花图。一台老式的，双排电热器勉强给四周供着暖，沙发坐起来硬硬的，里面像是有一块又一块的团状物，坐在上面硌得慌。治疗师坐在我斜对面的一个高靠背的扶手椅上，胳膊肘弯曲着，他精心修剪整齐的手指合在一起，仿佛在默默地祈祷。

"我一开始是国家医疗服务体系的心理学家，但3年前开了私人诊所。"他解释道。

我对此感到很满意。E也是一位心理学家，所以我觉得没有必要去咨询一位像我这样的精神科医生。无论如何，我早已知道这一点，因为当我打电话预约时，他就告诉我了。

"我现在也在大学讲课。"

我抬头看着精致雕刻的红褐色壁炉架上摆放的旅行钟。5分钟已经过去了。如果他按照"50分钟"一次的收费标准提供咨询的话，那我还剩下45分钟。

"第一次心理测试治疗收费40英镑。"他继续说。

我指甲周围的皮肤在渗血，坐在外面的车上时我一直在啃咬指甲。我能感觉到皮肤的刺痛。

"之后，如果我们双方都同意继续治疗，那么收费标准是：4个星期，每小时35英镑，需要提前支付。"

除了时钟滴答作响外，万籁俱寂。

"所以，如果你还想知道别的什么事情，现在就问我。"

走廊上另一个时钟的报时声打破了长时间的沉默。火堆发出了一种奇怪的嗡嗡声。我来来回回从一侧到另一侧挪动身子，我的手压在身体下保暖。我无法忍受沉默。他为什么不说话？不问我一些事情吗？我不知道该如何开口说这个。

"你冷吗？我去把暖气开大点。"

他离开了房间，不一会，泵开始在下面的某个地方发出嘎吱嘎吱的声音。我身后的散热器发出低沉的、隆隆作响的回应声。

"我不知道从哪里开始说。"我主动开口。

我可以告诉他许多事情，但我不知道他是否能理解，所以我发现开口很难。他一动不动地坐在那里，像一个法官在法庭上即将做出判决。

"我在猜你来此的原因？"我可以感觉到他的声音里透着一丝不耐烦的暗示，尽管我可以看出他在尽力掩饰任何情绪的表露。

"我已经再次感觉好多了，"我听见自己戒备的声音，虽然这不是真话，"所以我也不确定我是否需要来。"

"当你打电话给我的时候，你一定想谈点什么。"

"我的生活中发生了很多事情。"我深深地吐了一口气。

"事情？"

"当我年轻一些的时候。在我的家里……最近也发生了。"我决定冒险跟他说一些事情——其中精心排练的部分。

"我父亲突然间去世了。我正和我的最后一位治疗师解决和父亲去世有关的很多事情，但他竟然意外地从我的生活中中消失了。"

他在电话里曾表示他听说过 E，只是 E 的名气响而已。没有专家的帮助，我本来会轻易地得出结论，我当时正患有一种病，一种不靠谱的父亲形象引起的病。难怪我很难信任男人。然而，治疗师似乎没有感觉到——或者说他感觉到了，只是没有指出来——我不太信任他。我本来希望他说，"来这里一定很不容易，尤其在发生那一切之后，和一位陌生的医生交谈。"但他没有说这一番话。这是我教学生的：当病人觉得很难交谈的时候，对这个过程评头论足一番。但这位治疗师只是坐在那里看着我。我什么也没说，因为我不想和他分享我的恐惧和不确定。

从另一个房间再次传来报时声，45 分钟过去了。

"我认为这些都是我们可以解决的问题，但需要时间。"

"多长时间？"

"几个月，或者可能需要再长一点的时间。"

"那么……"我犹豫了一会儿，不好意思谈钱，但是又不想做"错"事，让心理分析学家们对来访者的言语和行为的隐含意义交流理解一番之后再解释给我听。"我现在付钱给你吗？"

"可以，请开一张四个星期的治疗费用的支票。"

但是我真的想继续治疗吗？我不确定。

⟋⟍

一天下午，当安妮来的时候，我们已经见面三个月了，她突然宣布，"我不想再来这里了。"

我们当时已经取得了一些进展。她已经开始告诉我她和父亲之间的关系紧张、冷淡。我怀疑她还没有谈论到一些非常痛苦的事情，但我不想以任何方式逼迫她。

我开始说，"我只是想知道为什么，我猜……"

她突然嚎啕大哭起来。她大声啜泣着，瘦小的身躯颤抖着，泪水开始浸湿她的衬衫。

"我不能……我不想……"

她悲痛万分，我本能地探身向前，伸出我的手。

"别碰我！别靠近我！"

她的反应是如此的突然和强烈，这让我们两个人都感到震惊。我们默默地坐了一会儿。

然后她说。"每个曾经说过关心我的人都伤害了我。"

"伤害了你？用什么方式伤害你？"

"你懂我的意思。"

花了好长一段时间，她最终还是告诉了我：不仅她的父亲，而且她的母亲也伤害过她，这多少解释了为什么当我伸出手去安慰她时，她感到惊恐万分。这不仅有身体虐待和精神折磨，还有性虐待。她本该最信任的人，以最可怕的方式背叛了她。

"你打算怎么办？"她在治疗结束时问我，"你认为我应该被关起来吗？我这样说他们，我疯了吗？"

"不，我认为你没疯。"我回答说。很多告诉我类似事情的人不但担心别人怀疑他们的话，而且害怕他们的秘密会被泄露出去。

"你告诉我的事情到我这里打住，我不会说出去。"即使我做了保证，我知道有一些与安妮父母的情况不一样的例外，特别是如果有人——尤其是一个孩子——仍处于危险中。我深吸一口气，继续说，"但是，有一些事情我需要核实。"

我见新的治疗师有 4 个月了。我从来不确定是应该在治疗开始时还是在结束时付费。支票的给付具有一种我无法解释的意义。停止治疗的决定是自然而然发生的。我停好车，像往常一样

来得太早，坐了一会儿，检查我手指上最新的伤口。我知道自己害怕穿过那道门。

他在我敲第一下门的时候就打开了门。那一刻我仿佛看到了一点迹象，他看到我很开心，但他再次戴上了善于分析的面具——无足轻重的人或没有明显身份的人——，至少根据精神分析理论，我应该把我的恐惧和幻想投射到面具上。然后他会为我解释这些恐惧和幻想，随着这种解释，就会出现更深入的了解……嗯，我真的不知道会出现什么。我几乎知道我的恐惧和幻想是什么。为什么我在治疗期间没有告诉他我的恐惧和幻想呢？我付钱给他——一笔不菲的数目——买他的专业知识。

"我想我不会再来了。"当我看着太阳落在墙外边的山上时，我唐突地说道。

"你已经付给我这个月另外两次的治疗费了。也许我们可以确定一个合适的结束日期，如果你感觉想结束的话……"

"好的。"我觉得如释重负。

"我能问一下为什么吗？"

他似乎受到了伤害。他的声音从通常舒缓悠闲的语调上升了一个音调。

"我认为治疗没有奏效。也许我还没有准备好重新开始治疗。我想一个人必须准备好了才行，不是吗？"

他明显地放松下来，我看到我伤害的不是他，内心的那个人，而是治疗师。就像我一直在扮演病人一样，他也扮演了私人医生的角色，我能看出他对自己特定的人生剧本和表演感到非常满意。3个月之后，我对他的了解并不比我初次见他时多一些。

我根本不了解他究竟是个什么样的人。我冒犯了他的自我：他原以为我可能认为他缺乏足够的专业技能。我给他找了个台阶下，说那不是他的错，问题出在我自己身上。

即便这样的说法也不完全正确，因为我并不想从他那儿购买他的学历和履历。首先，我想感觉到他是关心我的死活的。缺失了这一基本人性，我对他的造访充其量像是某种烦琐无趣的任务。他在我身上主要激发的情感是对错失良机感到愤愤不平。我们从来没有真正达到一个比这更深的层次，不过，我对他产生了某种奇怪的、自相矛盾的怜悯，所以我轻易地原谅了他。他按照职业培训做了该做的，却抱着无动于衷、置身事外的态度：他在从事他的工作，但缺乏任何真正意义上的为事业献身的精神，或者说热爱。无论是在治疗中或生活中，一个人无法装出真正的信任和关心，也无法用金钱来购买信任和关心。

我每周给安妮治疗，将近一年了。在这段时间里，她渐渐地跟我说了发生在她身上的那些事情的可怕细节。我们讨论了她是否要去报警，但她坚持说她不想去。她没有其他的兄弟姐妹，所以我没有理由向社会福利机构告发，说其他人处于危险中，这是保密条例可能存在的例外，我必须和她核实此事。

"有时，这感觉就像你真的关心我发生了什么事。"在情感宣泄几周后她说。我觉得一扇希望之窗打开了。

"没错，我真的关心你。"我回答道，而且我是认真的。

我们都知道天下没有不散的筵席，我们的治疗不太可能超过

12个月。如果我不是真的关心，那么曲终人散之时，也许就不会显得那么重要，而且对我们两人来说，也会是一种解脱。但是如果安妮从来没有体会到有人会关心她发生了什么事，她可能永远不会对她未来的关系抱有更高的期望值，也可能永远不会冒险去关心真正珍爱她的人。安妮需要去尝试相信，她可以信任某人不会伤害她，而不是通过反复选择那些无疑会让她失望的人来证实她的低期望值。

"我会想念你的。"她说。

"我也会想你的。"我回复道。

"实话吗？"她抬起头看着我。她微笑着，但她的眼角噙着泪水。

"是的，大实话。你相信我吗？"

停顿了一下，然后她说："是的。你知道的，我觉得我相信你。"

我也需要感觉到有人关心我，帮助我控制那种可怕的感觉，那种感觉有时仍然逼迫我推开所有人，结果不仅让我自己难受，而且令那些曾经亲近我的人感到痛苦。当初我觉得非常安全，向E透露了我灵魂深处的那些阴暗面，我也开始让约翰真正了解我了。我开始相信约翰不会逃跑，开始相信他的确能够欣赏我个性中更阳光的一面——也能够包容，或者甚至是珍视我个性中阴暗的一面——以及构成"我"整个人的方方面面。这种感觉既像是一种如释重负，又像是一种可怕的冒险。万一他也消失不见的话，我该怎么办？

无论治疗采取什么形式，无论是免费的还是付费的，除非治疗师和来访者之间可以建立起一种积极的和相互尊重的合作关系，否则治疗不会奏效。没有这种合作关系，你甚至永远无法对你的治疗师产生信任，在你情感生活的"矿藏"周围进行挖掘。

compulsion

强迫症

在与保罗的痛苦关系中，尽管保罗的偏执不可理喻，但表现出"关怀强迫症"的朱莉无疑才是更主要的原因。她强迫自己介入别人的需求，只不过是为了满足自己被别人需要的欲望，正是这种欲望使她陷入两难的境地，不能自拔。

有时很难搞清楚成瘾、强迫和依赖之间的关系。它们都与抑郁症有关，只是以不同的方式，当问题变得更加严重时，它们之间的界限会变得模糊不清。根据我自己的临床经验，我当然明白许多人依赖酒精或其他药物来缓解自己情感上的痛苦。为了防止身体出现戒断症状，他们可能最终不可抑制地寻求醉酒，这是酒精依赖的标志。

1992 年秋天一个潮湿的夜晚，侦探来找我问话。我建议他来我家，在奔宁山脉的一个沿斜坡建造的石砌小屋，那是我与约翰同居的房子。

尽管他梳着马尾辫，穿着褪了色的牛仔裤、驼色长大衣，侦探米勒说的英语一下子就暴露了他的警官身份。

"我们想问你一些问题，有关你不久前治疗的一位病人。"他一边开始说道，一边查阅他的笔记。"准确地说是两年前，名字叫保罗·大卫·安德森。"他从大衣口袋里掏出一个棕色马尼拉纸的大信封。"我原来觉得如果我给你带来了你在药物滥用服务处时记录的复印件的话，对你会有帮助。"

我坐在火炉前，翻阅记录，认出了我稍微有点褪色的黑色潦草笔迹，回想起我只见过一面的那对夫妇。

34 岁时，我的第一个会诊医生职位是在一个区综合医院，那是 20 世纪 70 年代建造的混凝土建筑物，疾病中心位于南约克郡的一座山上。正如我的一位病人不无讥讽地评价，这栋楼从几英里外都看得见。到了 1990 年的时候，在围绕关闭矿井的十年激烈对抗之后，只剩下少数几家煤矿，但我在药物滥用服务处治疗过的许多人，像保罗·安德森一样，下岗矿工们迅速把遣散费浪费在了饮酒上，坐吃山空。

我轻而易举地就想起了保罗。他和他的女朋友朱莉一起来到我星期三上午的门诊。

我让朱莉在外面等着。无论谁陪着他们，我都喜欢先单独看病人，但保罗坚持要朱莉和他一起进我的诊室，她默默地朝我点头，好像在说："拜托了，遂了他的愿吧，否则他会责怪我的。"甚至根据我们的标准，早上 10 点钟，他已经酩酊大醉。并且我在去候诊室的路上遇到了接待员，她告诉我说他们刚到，保罗就揍了女朋友一顿。保罗一定是早上一醒来就开始喝酒，为了防止手发抖——他告诉我，他这样做已经有几个月了，在大多数日子里。

"只是醒醒酒。"我们坐下来面对面时，他说道。

用早上饮酒来预防戒断症状的发作只是保罗身体对酒精成瘾的典型症状之一。

他的眼睛布满血丝，头发油腻腻的，身上散发出一股令人作呕的甜丝丝的气味——这是嗜酒如命的人特有的气味。你最初可能会觉得难以置信，看到他甚至可以成为某人的男朋友，不过，当他露出忧郁的、小流浪儿似的微笑的时候，你就会恍然大悟。

"你介意我抽烟吗，医生？"

他不容我回答，就从口袋里掏出一罐烟叶，然后开始卷烟。有时当我回家的时候，身上的气味就像我一直待在酒吧里，因为香烟的烟雾紧紧地吸附在我的衣服和头发上。

保罗舔了下卷烟纸，继续摆弄着卷烟，费力地用仍然颤抖的手点燃香烟。

"你看，就像这样……"他用烟熏的手指颤颤巍巍地指着我和坐在他旁边的朱莉。"我爱这小姑娘，我对她很好……"

他的情绪突然转变，吓了我一跳。有一刻，我以为他泪水盈眶，然而他向后一靠，吸了口烟。

"她只要明白一点，她不能再继续耍得我团团转。"他说话口齿不清，却咬牙切齿的，带着我之前没察觉到的一股狠劲。我的心窝一阵绞痛。

"发生了什么事？"

"她总是向其他小子抛媚眼，嗯。"随后是一阵沉默，令人心神不宁。

朱莉哈哈一笑，打破了紧张的气氛。"没有啊，我又不是个愚蠢的白痴！我不知道你从哪儿冒出来这些想法。"她紧紧地握着他的胳膊，看上去惴惴不安，不确定她是否多嘴了。她是一个早熟的女孩，有着成年妇女的装扮，梳着细溜溜的长发，不适宜地穿着条涤纶短裙，全然不顾外面寒冷的天气。

听到她说话，保罗又变回了小男孩，疼爱地搂了她一下，然后紧紧地把她抱在怀里，只是有点过于用力。

她局促不安，脸腾地红了，几乎是带着一丝骄傲，然后用力把他推开。

我能够判断出他已经随我进入了谈话模式，我让她离开我们一会儿，她随即离开了房间。

他的缓刑官写了一封推荐信，要求我帮他解决保罗的酗酒问题。对于是否能奏效，我持保留意见。我深深地吸了一口气，感到一阵阵后悔——办公室里的空气正在迅速地变得污浊。

"你看起来很担心朱莉的样子。你凭什么认为她可能在和别人约会？"我问他。

"她和她的好友出去应酬的时候，她的梳妆打扮出卖了她，比如，她涂口红。"

"这有什么奇怪的呢？她今天就涂了口红。"

"我就知道她在为一个小子涂的口红，比方……"

"谁？"

他顿了一下，然后脱口而出，"她约会的那家伙。"

"你怎么能确定她是在和别人约会呢？她告诉过你吗？"我们似乎是在兜圈子，但是他回答我的方式有点前言不搭后语。

又一轮的"你怎么知道？"让我不由地怀疑，无数的日常琐事在保罗的大脑中呈现出来的是一种异样的、更邪恶的含义。我能听到某样我甚至无法用语言描述的东西。姑且把它称作经验吧，我开始紧张起来。

"没有，她不停地说她没有约会，但我知道她一定在约会。她就是在约会。"

"我不懂，为什么她一定会呢？"

"新衣服和新东西。"他的声音带着恳求的口气。他极度渴望被理解。

"新衣服？"我认为朱莉绝对看起来需要一些新衣服——一些更暖和的衣服。

"这是唯一的理由吗？"我决定再深入一点。

他避开我的目光，没有回答。

意识到我有点咄咄逼人，我退让了。"好吧，我不会逼你的。我只是想知道我是否可以帮助你，但你不必说出来。"

他恼怒地看着我，好像我是一个十足的傻瓜。他眼里此时噙着泪水。"我不能！我很尴尬。我很难冲动。"

过了一会儿，他深深地叹了口气，垂下肩膀。"哦，我再也不能勃起了，所以她在别处找乐子。我知道她在找；我可以从她的眼神中看出来。她找到了。"他用两根手指直接指向我的眼睛。我把我的椅子向后推了推。

"也许我们可以帮上忙。"或者我们不能，除非他不再饮酒过度。

"没有人能帮忙，现在我已经失去她了。"他看着我，尖声叫嚷着，情绪激动，然后又说道，"她不会再要我了，但是他也别想得到她。"

走廊里路过的任何人都能听到保罗在说什么，因为他说话的声音实在是太大了。我诊室的墙壁很薄，我听到隔壁诊室里有人在笑。

保罗疑神疑鬼地环顾四周，好像惊奇有谁在听，但他继续道："有时她让我很生气，我就打了她。说真的，我讨厌打女人，但是我还能做什么呢？她一点都不理睬我，而我根本受不了这个。她可以看出不理不睬对我造成的伤害。"

我想我已经注意到她左眼周围有一道旧伤痕。她试图涂上蓝色眼影来掩饰它。

"当你问她她一直在做什么，她在哪里时，她说什么？"

"和她一帮朋友出去了！她们都是狐朋狗友。她们成群结对地觅食，她们的确这样，女人们……她们都是一样的。"他神秘兮兮地俯身对我说，似乎暂时忘记我也是她们中的一员。"我非常爱她，但她必须属于我。她必须意识到这一点。"

"你很在意她。"我评论道。我可以看出，他以他自己的方式在乎她——不是以一种我想被人喜欢的方式，但是这些都是刻骨铭心的感情。

"我跟你说，如果她离开我，如果她和他一起离开，我就什么都没有了。她是我的一切，是我曾经唯一想要的人。我会杀了她，然后自杀。我会这样做的。"他情不自禁，倒在地毯上痛哭了起来。泪水、灰尘和烈酒交织在一起。

我和保罗谈完话后，我要求见朱莉。

"有时了解另一个人对事情的看法是有益处的。"我告诉他。

"如果我单独一个人见她的话，对朱莉来说可能会更容易。"我通常不单独见病人的配偶，但也有例外，这次就是其中之一。

他满腹狐疑地注视着我们，然后笑了。"小心你跟她说的话。"他说，用充满警示的眼神看了我一眼。

我屏住了呼吸。

但朱莉并不惊讶，我低估了她。"他说他爱我，但他不让我去任何地方。我被他管得透不过气来，他说我和别人约会，但我没有。我一直试图告诉他，但他就是不听——这一切都是他凭空想象出来的。"

我相信她说的话。"你现在对他的感情怎么样？"

"我曾经以为我爱他，我的意思是，我仍然爱他。我迷恋他，真的。当他头脑清醒的时候，他是一位如此可爱的家伙。他曾经让我感觉很美好……"她犹豫了一会儿，也许是在想她并没有说服我，但后来她证实了我愈发焦虑不安的感觉。"但是他也让我感到害怕。我的朋友们说我和他在一起，就是一个傻瓜，但我没有其他人，无处可去。"

她告诉我，在床旁总有一罐啤酒或一瓶便宜的伏特加。如果保罗喝醉了，忘记酒放在哪儿了，他把酒瓶撞翻，地毯散发的气味更臭。然后，他就会冲着她大吼大叫，尽管这不是她的错。他狠狠地扇她耳光，踢她，抓住她，然后使劲地摇晃她。有两次朱莉进了急诊室，但保罗坚持要陪她，并告诉医生，她跌倒摔伤了自己。尽管她越来越害怕，但她不知道没有他的日子怎么过，或者没有她的日子他将如何支撑下去。

"他总是很抱歉，并且他说他再也不会这样做了。"

"他们总是这样的，本性难移。"

她看着我，会意地露出一丝苦笑。"你啥也不懂。"

朱莉表现出"关怀强迫症"的一些特点：过分介入别人的需求，也许作为应对自己潜在的情感问题的一种方式，也可能是为了满足自己被别人需要的欲望。"强迫症"是一种不可抗拒的冲动，一定要做某事的冲动，通常伴随着———开始，不管怎样———一种抗拒的欲望。我可以看出，朱莉承认与保罗待在一起将会对她的生活产生不好的影响，但是她已经陷入两难的境地，一方面感到恐惧，另一方面困于爱和被爱的冲动，不顾后果，难以自拔。

通常，当人们对一种生活状况持矛盾、观望态度的时候——无法确定他们是想做点什么亦或是离开一段不快乐的恋情，给出忠告并不是最好的选择。他们真正需要的是你帮助他们找到他们自己的解决办法。如果他们有了自己的解决方案，他们更可能付诸行动。

我无法提供人们求助于我时带来的所有问题的解决方法，但我可以帮助他们找到解决问题的办法。我已经学会了如何去激励人们去改变，让他们自己去探索他们独特的生活方式中潜在的优点和缺点。他们必须聆听自己的心声，他们想过一种不同的生活，如果由我来告诉他们这一切，会不起作用。

但这过去不是——永远不是，在虐待的情况下——闪烁其词的时刻。我给了朱莉在这种情况下我唯一的建议，这也是我给出的为数不多的明确建议中的一个。

"我想你可能需要离开他，为了你自身的安全。"

"但是他爱我。"

"这是一种爱，"我说，"但是这种爱会要了你的命。"

两年后，我从重读的笔记上抬起头来看着侦探，他坐在炉火旁，等着我读完记录。"你想要我做什么？"

"我知道保罗·安德森袭击了他的女朋友。在侦探米勒要求跟我谈谈时，我就从简短的电话谈话中了解到了这个情况。

"这是好久以前的事了，"我说。"当然我在他的测试中发现的很少，现在会有意义吗？"

侦探米勒抬头看了看我，紧锁眉头。"自从我在电话里跟你交谈以后，事情发生了变化。"他说，"这不再是一个袭击事件。昨天，那位年轻的女士因伤势过重不治身亡，然后保罗·大卫·安德森被指控谋杀了她。"

后来，侦探走了之后，我坐在椅子上，想起保罗·安德森孩子气的微笑。侦探米勒告诉我，保罗没有杀死朱莉。幸运的是，她听从了我的意见，在我见过他们几周之后，离开了他。她已经积攒了足够的自尊来逃脱。没有，他没有杀死朱莉，而是她的继任者，试图拯救他的下一位女友——或者也许是希望他能拯救她。我犹豫了一会儿，然后倒了一杯红酒，在噼啪作响的炉火前沉静下来。

那时我已经意识到，如果我不是积极地限制饮酒的话，我也有可能对酒精产生一种依赖。原先控制我焦虑感的一种愉悦的方式，就会转变成一种强迫性的需要，寻找下一杯酒。我见过许多人开始饮酒，作为控制情绪的一种方式，并且在有抑郁症患者的家庭中，有太多的人存在酗酒问题。

⁓

我想到了朱莉，以及她是如何结束这段恋情的。它是怎么发生的？她发现过很难分手，很难想象没有他的生活吗？她一直原谅他，相信他的承诺，他会遵守自己的承诺吗？他没有打上一架就轻易地放过她了吗？我第一次见面后就再也没有见过他们中的任何一个人。

保罗没有回来继续他的后续约诊，而我与朱莉也没有联系。

我太熟悉强迫性的行为了。在我成长的过程中，弟弟一直患有强迫症。但也有其他的强迫类型，与朱莉的共同依赖行为更相似，对后者我太了解不过了。看着房间另一端的电话，我回忆起几年前一段特别痛苦的恋情终于结束的情景。我回想起当时，没有什么比再次尝试和他通话更重要的了。我多么希望他——我的恋人，会回心转意，最终回到我身边。我多么希望他在想念我，像我思念他一般地思念我。我深信不疑，我所有的朋友都是错的——我知道他真的在乎我，我只要再努力一次。

⁓

我拨通了他家里的电话号码，大气都不敢出，直到有人接了电话，唯恐他妻子接听了电话。我要对她说什么呢？她知道多少情况？在他出轨之后，她怎么能原谅他，重新接纳他？她就没有自尊吗？我努力去理解这一点，尽管我仍然准备好让他重新回到我的生活中，不惜牺牲我自己的自我价值。因为，就像朱莉一样，我相信我的生活中不能没有一个男人。但不是任何一个男人——是这个男人。只是我在某些方面比朱莉更可怜，因为她至少设法结束了她与保罗之间的孽缘。我准备乞求这个人——这个拒绝了我、令我痛不欲生的人，重新回到我身边。

电话是响第三声时接听的。我再次屏住呼吸。

"喂？"他回答说。

"我很高兴你接了电话。我必须和你谈谈。"

电话的另一头沉默着。我能听到他的呼吸声。我察觉到他对我不耐烦，但我情难自禁。

"你为什么要这样对我？我们都清楚我们的关系已经结束了，现在你又给我打电话。"

这是一种爱，但一点儿都不温柔。我一直情路坎坷，终于，机缘巧合，我邂逅了约翰。

我与不合适的人有过一连串的恋情，就像保罗吸引朱莉一样，他们气宇轩昂，让我为之倾倒，然而，当他们发现，在我独立和沉着冷静的外表下面是一个缺乏信心，有时需要精神支持的人的时候，同时是一个往往焦虑不安和迟疑不定的人的时候，他们就会拒绝我，我则会落一个被始乱终弃的结局。我时常感觉到的绝望是一种强迫性的需要，需要去触动另一个人的心灵，以便包扎自己的伤口，减弱内心的绝望感。

我及时辨别出了恶性循环，把自己从悬崖边缘拉回来，我熟悉这一切，可以讲述每一步。你又开始希望。你一直关注着他，试着讨他的欢喜。你无法做真实的自己，以防万一他不喜欢你——直到有一天，他似乎也不喜欢"另一个的你"，你一直努力变成的那个人。你的另一个自我，对爱和温柔充满渴望和贪恋，尽管你尽了最大的努力去掩饰，却似乎暴露无遗。他心烦意乱。他说他在加班。你打电话给他，电话正在通话中。你到处转悠，他不在家。他的朋友们投来异样、怜悯的目光。你知道关系已经结束，但你无法忍受。你爱他。你恨他，你恨所有的男人。你一直对他念念不忘。你夜不能寐。如果这是爱，你不想要这种爱，然而你仍然刻骨铭心地爱他。但他不要你。他说他终于不再爱你，因为你"毫无乐趣可言"。他绝然离去，但你乞求他最后一次伤害你。

与我的许多女性患者不同的是，我从来没有让自己成为像保罗这样的人的猎物。也许即使在我人生的低谷，我也一直拥有足够的自爱，不会迷恋上反社会的人。然而，我可以看出致命的诱惑：诱人的微笑，相信有可能改变一个人，决心用爱的力量来治愈你们两个人。

我需要声明，我不是在容忍通奸，但是，作为一名治疗师，以及一个曾经与已婚男人交往的人，我没有资格批评、指责别人。就像许多人很难相信一个事实，即他们可以找到真爱，我拣选的是那些不靠谱的男人。这些都是结了婚的男人，无法给予我我所需要的，我只是重复被拒绝而已，这一切只是证实了我消极的自我认知。我终于开始明白，只有我有能力治愈自己。而且，我知道我有时情绪不稳定和不可预知，更重要的是，我差一点赶走一位正派的、有爱心的男人，就为了让自己得到反常的却又熟悉的安慰，让历史重蹈覆辙。这种经常性的强迫，感觉被拒绝的痛苦，大概来源于我和父母之间的复杂关系，特别是和我父亲的关系。

我记得，当我和我的前男友最后一次通电话的时候，我能感觉到泪水溢满了我的眼眶。我的喉咙哽住了，我不想让他听到我情绪崩溃。我想让他爱我，觉得我称心如意。相反，我知道我正变得可怜兮兮的，但我难以控制自己，依然纠缠不休。我感觉糟糕透顶。我曾多次被迫寻求毁灭性的、无望的情感，就像是被毒品和酒精驱使似的，无法抗拒。

"我只需要听听你的声音。没有你，我的生活似乎是如此的空虚。"我对他说。

电话线的那端停顿了一下，然后他回答说："不要再往这里打电话了。"

从这种关系中退出是痛苦的，有时非常缓慢。我有一种不挂断电话的强迫性的感觉。但是，像从成瘾中恢复一样，戒断是可能的——随着时间的推移，支持和完全禁欲。

asylum

避难所

对于露西来说，精神病院是一个邪恶的地方。那里本该是为处在危险中的人们提供庇护的地方，却无法让她找到渴望已久的平静。那里的残忍有时令人震惊，我甚至害怕被那个地方困住，害怕自己也变成冷漠和没有同情心的人。

避难所应该是一个庇护的地方。有时，当一个人不能应付日常生活的压力时，他们需要一段避难期，以便远离世界，并完全康复。我们在解释这个词语时，应该按照避难这个词最初的含义，即向处在危机和危险中的人提供避难的居所，同情和免受危险。所有这些都是基本人权。但是"避难所"已成为 19 世纪庞大的精神病医院的代名词。在欧文·戈夫曼的经典著作《疯人院》中有过如此清晰而残忍的描述——在这些地方，医护人员和病人一样被制度化了，缺乏自我意识。

在 20 世纪 90 年代初，我在一家医院工作，我第一次收治病人入院。这座医院即将关闭，因此完全得不到当地卫生服务管理者的任何投资，但仍然接收病人入院治疗。我讨厌"精神病院"这个叫法，并谴责我们所处的越来越简陋的条件。

有一天，我正拼命想把一根针扎进一个小伙子的胳膊里，采集血液样本。凯文呆呆地躺在床上一动不动，仍然穿着他的睡衣。

"我看见了一只老鼠，它从那边的地板上跑过去了。"他喊道。

"别犯傻！这里没有什么该死的老鼠。"穿着粉红色涤纶工作服的清洁工玛丽把脏兮兮的拖把扔进桶里，水飞溅到烂兮兮的地板上，她徒劳地擦着一个香烟刚烫过的痕迹。

凯文旁边的床上躺着米克，一位中年人，不合季节地穿着厚厚的灰色粗花呢夹克。

他笨拙地在被烟熏黄了的拇指和食指间夹着一支卷烟。"你接下来会出现幻觉。"他冲凯文嚷道，"他不会吗，医生？嗯？嗯？哈哈！也许那就是他现在正瞧见的。"

我认为这实际上是一个积极的迹象，凯文已经注意到某样东西——被投射到他私人屏幕之外的任何东西，之前他曾经再次退缩到屏幕后，他睁大的双眼背后的某个地方。这个地方有很多的老鼠，还有一对猫，但在那一刻，我更关心的是找到一条静脉。凯文的舌头发干，皮肤缺乏弹性。当我轻轻地掐他的皮肤时，皮肤上留下了我拇指和食指的印记，这说明他身体脱水。我的胳膊肘旁边，在床边的桌子上，有一满杯的水。我只说服他喝了几小口水，但即便如此，也是令人感到欣慰的。我不能完全肯定究竟哪里出了差错。凯文不想告诉我们任何人他所看到或听到的，我们显然不能看到或听到存在于他幻觉中的，但直到目前他一直在全神贯注的东西。在提到老鼠之前，他已经三天或四天没有开口说话了。也许我们终于取得了进展。

玛丽叫嚷道："闭嘴，米克，把你的香烟灭掉！你知道你不该在这里抽烟！"

"凭什么？你都在这儿抽烟。"他咧嘴笑了，把腿荡到床的一侧，准备惹恼玛丽，那可是他常干的事。

"没有，我真的没抽，你知道的。我在外面抽烟，在我休息的时候。"

"医生，你听见她说的话了吗？她向我发誓——"

"玛丽，我也看见了一只老鼠。我们也许得在这上面也安放一只捕鼠器，好吗？"我恳求道。

"你需要和罗恩讲。"

罗恩是病室护士。

当我走进办公室时，罗恩在办公。一圈稚嫩的面孔转过头来盯着我，那是一帮护士生，由两名正式员工陪同着。"我们正在办交接，"罗恩说，"能不能等一下？"

我意识到我打扰了他们，但是我仍然说道："我担心凯文。他似乎没有喝水，他脱水了。我们没有给他检测体液平衡吗？不应该有人特别护理他吗？""特别护理"就是一名护士时刻和病人待在一起，提防他们自残。

罗恩耸了耸肩，冲着坐在他旁边的两位普通护士中年长的那位做了个鬼脸。当他示意坐在对面的年轻些的女人时，他的手在微微颤抖。这不是第一次，我嗅到在令人恶心的百露牌须后水气味里遮掩着的一股酒精味。"把体液平衡表递给我们，珍妮丝，上面有个女孩。"他说。

珍妮丝是新来的普通护士，她撇着嘴，浑身上下透着一丝诱惑。我把头转向一边，感觉有些尴尬。我知道罗恩早已名声在外，但坦率地说，我看不出一个大腹便便、可能离婚的酒鬼有什么吸引人的地方。他递给我一张卡片，上面记录着凯文的液体摄入量和输出量。

我迅速地扫了一眼。"从昨天早上起就什么记录都没有了。"话还未说出口，我就感觉到火药味越来越浓。

"嗯，我们这里挺辛苦的。你应该知道。你同意再次让露西·布朗入院，她出了好多状况，搞得我们焦头烂额。在这个病房我们可管不了像她那样的病人，我们人手不够，设施也不齐全。"

"我很担忧她。她情绪十分低落，需要入院来保证她自身的安全。"我回答说，"她上个月发生了两次严重的自杀未遂事件。"

但罗恩看上去半信半疑。

"现在谁看护露西？"

罗恩疲惫地看着我，眼睛里布满血丝。"比尔。他说他知道如何看护她。"

我迟疑着要不要再问一下该谁看护凯文。

在建筑物上层的女病房，露西缩成一团地坐着，脸埋在她的大腿上。她的手指，由于指甲油脱落而显得血红，挠着染了发的发根。我进去的时候，她抬起头，凝视着我，由于药物的作用和弄得脏兮兮的睫毛膏的缘故，她的眼神朦朦胧胧的。

比尔坐在房间的对过——一位普通护士——岔开长腿，阅读着一本杂志。他流露出厌倦和我说不清楚的别样的神情。

"露西，你今天好吗？"我问道，在她旁边坐了下来。

"我不想待在这儿。"

我抬头看着比尔。

"阿齐兹医生昨晚不得不强行控制了她。你必须决定今天早上要做什么。"阿齐兹医生是我的住院医生,昨天大半个夜晚都没睡,现在还没有到病房。

"那么你是自愿进来的吗?"我问露西。"强行控制"指的是短期地掌控病人,当病人已经自愿入院时,只用于强制拘留,所以露西一定是当初同意入院。她已经入院好几次了。

"是的,不过她不想留下来,想离开,然后投湖。你说过的,不是吗,露西?"比尔说,好像他在和一个顽劣的孩子交谈。

没有回答。

"她砸碎了楼下的几扇窗户。阿齐兹医生说服她服用了一些药物,但是我们需要让她转入下一个阶段的拘留,这样,如果需要的话,我们就可以对她进行药物治疗。"这下一个阶段的拘留指的是一个更加长期的拘留期,持续长达一个月,在这种状态下,我们可以对病人进行强制药物治疗。

露西猛烈地退缩着,仿佛一只无形的手已经伸出来,想要抓住她。她用双臂紧紧抱在胸前,咬牙切齿地回答比尔:"你不许碰我,你王八蛋!绝不许。"

窗户那边,阳光突然透过玻璃窗照射到了杜鹃花的蜡质叶子上,让所有在场的人吃了一惊。

院长从来没有来过病房,但是偶尔,他的副手会大驾光临。

他是一个身材魁梧的人，曾经当过护士，在医院完成了他所有的培训，然后被提拔，却能力有限，力不从心。他时尚的西装和领带看起来与病房的肮脏环境格格不入。和许多管理者一样，他只想听到好消息。

"那么，你在这儿适应得怎么样啊？"他问我，在我们拘留露西几天之后。

"挺好的。"我很快就得知，一长串的投诉导致的最终变化，比我一次解决一件事所产生的变化还小。"但是你能让院长知道我有点担心病房的护理质量吗？"

"有什么特别的吗？"他眉头一皱。这听起来像是有活儿要干——他可能不得不做点儿什么。

"嗯，我们相当多的事情出了问题。"我停顿了一下，他一副愁眉苦脸的样子。"我担心这栋楼的安全。昨天晚上有好几个小时，所有的电话都不通。如果发生了严重事件，我们无法联系到任何人。"

"还有别的事吗？"

我犹豫了一下，想提有关凯文的护理问题，但我随即闭上了嘴巴。我得设法再次解决这个问题，温和地提醒罗恩，在一家离这儿不远的医院，一位病人最近死于锂中毒，他是在停止进食和饮水之后去世的，验尸官一直无法找到证据来证明体液平衡图填写恰当。

"我们又有老鼠了。"我反而说道。

凯文拿起床边的玻璃杯喝了一口水。

"我可以和你谈谈吗，医生？"他说，然后又喝了一点，然后又说了一遍，但我仍然担心他的摄入量。

"当然。"我说，希望他能告诉我多点原因，究竟是什么在折磨他。

他看了看那个坐在那边，发呆地望着窗外的护士。

"玛丽，你让我们单独待一会儿，好吗？"我问道。

"我在特别护理他。"她回答说，向凯文伸了伸下巴，"罗恩说我必须待在这里。"她的语音平淡，却带着一丝戒备。

"好吧，告诉罗恩，是我告诉你离开没问题的，好吗？"

凯文看着我。这是两个星期中的第一次，他和我进行了正常的目光接触。"你认识露西吗？"他问。

"认识。"

"比尔碰了她。"

"他可能阻止她离开。几天前的一个晚上，他们不得不阻止她跳进池塘里，这是为了她自身的安全。"

"我不是这个意思。这件事发生在她上次待在这儿的时候。你问她好了。"他躺下来，转头盯着那杯水，仿佛要测试它的放大倍数，然后他再次合上了眼睛。

当我试图和她说话的时候，露西把头转向一边，不看我。我一点儿都不感到惊讶，因为有人从休息室的另一边看着我们。

罗恩闷闷不乐。他站在护士办公室的门口，双臂交叉，满不在乎地倚靠在门框上。"你与她单独地待在一起，可不是什么好主意，医生。"他向我喊道，显然不关心露西是不是也能听到他。

"为什么？我不明白。护士们就可以。"

"因为当她逃跑的时候你控制不住她。你只会袖手旁观，而我们事后不得不收拾残局。当她跑出去伤害自己的时候，是我们承担刑事责任。"他的声音充满了怨愤，但我第一次感觉到一丝博爱，掩饰在他普通男子汉气概的外表下。

当我走进办公室时，我想，罗恩也很讨厌这儿。我把门推紧，示意他说话小声点。"据凯文讲，我们的普通护士比尔对露西动手动脚的。"

"什么？"罗恩问。

"凯文说比尔碰了露西。我不知道是什么时候，发生了什么或者如何发生的——或者他到底是什么意思——但他的原话是这么说的。我不得不告诉你。"

他难以接受，抬起头来看着我。我可以看出他很担心。"你最好还是试着和她谈一下，好吗？"罗恩说。

露西和我静静地坐在医生的办公室里。这间办公室不属于任何一位医生，我们都把它当作和患者面谈的地方。房间很简陋，一张破旧的桌子，两把不舒服的木椅和一个打不开门的文件柜。灯罩早就不见了踪影，一只裸露的灯泡吊在天花板上。灯泡呈褐色，因为多年以来，人们还把这间办公室当成了一个吸烟室。有人留下了一个脏兮兮的咖啡杯，一边印着"清垢"，另一边印着一张笑脸——制药公司免费赠送的礼物。

露西瘫坐在一把椅子上，在我对面。

一名护士在门外徘徊。

"露西，我必须知道你发生了什么事。"我开始说。

"我不想谈论这件事。什么事都没发生。走开！我只想死！我再也不能忍受这一切了。我无法忍受这样的感觉。我恨你们所有人！"

"我来这儿是想帮助你的。"

"帮助！"她饶有兴趣地看着我，"喂，我和我的前男友刚经历过所有的事情，他强奸了我。"她诡秘地俯身向前，压低了声音，轻声细语地说，"但他们在法庭上不相信我。他们让某个医生查阅了我的病历，把我所有的病史都抖落了出来。法官甚至都没有问我发生了什么事！"

"那么你认为这里没有人会相信你吗？"

"当然你们都不会信，你会吗？你们都是一丘之貉。什么事都没发生。走开！"

她转过头去不再理睬我，我又试着和她交谈，她都拒绝回应。

和我在诊所里看到的许多年轻女子一样，露西在早年的生活中父母缺失，疏于照管，并且情感上受到了虐待，尝尽了被冷落的滋味。这些都使她容易患上抑郁症，而且也使她很难与他人建立起信任关系。有些人很难天天保持一种稳定的情绪，在应对压力事件时，会快速地转变成抑郁症并且会产生自杀的念头。终身难以与他人相处被称为"人格障碍"，但我一直不喜欢使用这个标签，特别如果是年轻人的话，因为它会陪伴一生，可以方便地把疾病归咎于病人。我也知道，当他们正常的应对方法被严重的抑郁症中断的时候，有着"难以相处"人格特质的人可能会生气、沮丧或对抗，他们普遍地被说成是具有人格障碍。我遇到过许多类似的情况，心理健康团队指责病人没能康复，而不是寻找如何让病人配合治疗的办法。我知道每当我情绪低落的时候，我并不总是一个轻易接受帮助的人，所以我可以谈一些个人经验。

然而，假使一个人既有抑郁情绪又有人格障碍，致使其在与人相处上的确存在重大问题，那么治疗起来会很不容易。露西需要与一位治疗师建立起信任，这样当她情绪突然发生变化时，治疗师会逐渐帮助她控制自我伤害的倾向。由于这种治疗可能很难在门诊进行，当风险变得太大时，入院似乎是唯一的选择。我担心的是，对露西来说，这家医院已经成为另一次受虐地，最终于事无补。

在某些方面，我对露西面对的强大和可怕的情绪感同身受。在我和约翰恋爱早期，我有时感觉自己的情绪大起大落，好像没有这些情绪上的波动，我的生活在某种程度上就没有任何实际意义似的。一天晚上，约翰和一位朋友——前女友——一起外出，在她驾车沿街离去之后，我忍不住在午夜时分跑到他家。

"你为什么来这儿？我没料到你会来。"当他打开门，我闯进去时，他问道。

"我只是想要看看你……她为什么待到这么晚呢？"

"她只是进来喝杯咖啡。"

我拒绝相信他无辜的辩解。"你怎么能这样对我？"我扯着嗓子冲他尖叫。

"我没有……"

我能感觉到眼泪在涌出，但我不想放声大哭。我们站在他狭窄的门厅里。我想我可以听到他妹妹在楼上的走动声，我突然觉得很尴尬。在某处，在我混乱的大脑的某个层面，我知道我对他的解释真的信以为真，并且我想让事情就此了结，然后回家去——但我欲罢不能。我失去了控制。我认为我无法信任他。于是，我嚎啕大哭起来。

"对不起，我真的很抱歉。"当我倚靠在墙上，默默地咒骂自己的时候，我用双手擦着脸，试图做一些深呼吸。然而我并不觉得过意不去。我的内心想延长这痛苦，指责他试图伤害我的感情。我想伤害他，从而再次在这个过程中伤害自己，再次感受到熟悉的痛苦。

"回家去。"他现在很平静，几乎无动于衷。"我明天再见你。"

我停下来，争辩道："但是……"

"走吧！"他把我推搡出门外。"回家去！"

每当我把他逼到极限，让他忍无可忍，并且我的情绪开始失控的时候，约翰总是为我提供反馈，反馈是实事求是的，但也是不屈不挠和决不妥协的。

"当你这样子的时候，我可对付不了你。"他总是这么告诉我，"你只是似乎与现实失去了联系。最好的办法是让你冷静下来，稍后再反省一切。你实际上乱发脾气。你知道我对你的感情——至少，我认为你知道——但你会很累，你也知道这一点，不是吗？"

我不情愿地承认他是对的，但不幸的是，当情绪影响我的时候，我不知道如何去克制这些可怕的情绪。有时，我感到心情低落和身体疲惫，好像有一个重物压在我的胸口上，让我无法动弹。其他时候，似乎一切皆有可能。约翰是对的，在那些时候，我的确似乎失去了控制，并从现实中退却。就在那种时刻，自杀的念头会重新冒出来，虽然那通常只是转瞬即逝。不过，对伊丽莎白·沃策尔在《我的忧郁青春》一书中所描述的情绪混乱的持久状态，我太清楚不过 le 。我特别同情她，当她谈到希望治疗师能帮助她学会长大，教她如何在一个连电话公司都不在乎你是否由于太郁闷而拒付电话费的世界生存。

⌇

当天的晚些时候，我和露西谈到比尔的时候，我看到了我的另一位老板——我在大学的一位指导教授——正在进行每周一次的乡下巡诊。作为他系里的高级讲师，我向他和国民保健署汇报工作。我们的目标是以一个全新的以社区为基础的服务站来取代精神病院。然而，我看出这个计划存在一个严重的缺陷。那些目前在老医院工作的人将被调任到"新的"的服务站，并期望他们放弃由于在这家医院工作久了之后所熟悉的工作方式。

事后看来，很明显我当时担心一切依然会一成不变。我并不完全是在杞人忧天，随着新闻报道的不断出现，揭露出"社区"服务站对精神病患者和脆弱人群的治疗不仅缺乏同情心，而且有时令人震惊和残忍。

"我能告诉你我对这家医院的真实看法吗？"

他注视着我，我可以看出他实际上并不想听，但他仍然说，"继续说"。

我迟疑了一会儿，意识到如果我说出也许最好埋藏在心中的想法和感觉的话，我就是在跨越一条看不见的线。

"我认为这里有真正的邪恶。"我说。

他看起来很震惊，然后有些尴尬，但我决定继续说下去。

"这里有一种气氛。我从来没有在任何别的地方感觉到这种气氛，但我在这儿感觉到了。当这个地方不复存在的时候，我会很高兴。并不只是因为在这个病房里正在发生的事。目前医院里至少有两名医护人员，由于受到其他病房的病人指控而被停职，而且我认为这很有可能只是冰山一角。"我没有补充说，在我看来，似乎我所知道的过去一直存在的问题从来没有真正地消失。我不信鬼，然而我已经越来越意识到这栋楼的墙壁散发着一种可怕的、难以形容的恐惧光环，而我周围的每个人对此却感到莫名的沾沾自喜。

难道我是唯一感受到它的人吗？

他看着我，好像我犯了妄想症，我想，不，我不会疯的，这是真的。我真的感觉到了这种气氛，但我没有跟他说更多的相关情况。从他的表情我可以推测出他也许开始怀疑我的判断力。我需要学会何时应该秘而不宣，像安静的疯子一样。

罗恩上夜班，而当我发现他坐在病房办公室里写护理过程笔记时，时间是下午 5 点。

他不容我说话，立刻脱口而出："我今天下午见过比尔，他说露西在胡说八道。"

"我想他一定会这么做的，不是吗？"我回答说。

"没有假设——"他开始。

我打断了他。"她说什么都没有发生过，虽然我不完全确信我相信她的话。"

我让罗恩措手不及。随着紧张情绪开始消失，他的脸色变了。有一会儿，我以为他想说些什么掏心窝的话，但他似乎转眼就改变了主意。"那就这样吧，好吗？"他耸耸肩，"但我依然会确保他不靠近她身边的任何地方。"

我请了几天的年假。在离开医院回到我自己的家待上几天之后，我才意识到我是多么的疲惫不堪。我意识到我开始害怕被那个地方困住，好像我也会永远在精神病院工作一样。对我来说，正如对于露西一样，这绝对不是一个安全的地方。

当我第二周回来工作时，我发现露西已经在头天夜晚潜逃了。

"她爬出了浴室的窗户。警察那儿有关于她的描述——还没有透露任何消息。"罗恩边写笔记边说，没有抬头看我。"不过，好消息是，"他继续说，仍然低着头，"凯文喝的水更多了。他说他试图饿死他认为在他体内存活的蠕虫，但我说服他，药物会杀死那条蠕虫，就像他们通常做的那样毒死它，所以没什么可担心的。"

凯文以前被诊断患有精神分裂症，但他不认可这个诊断。因为药的副作用，他讨厌服用药物。

"比尔呢？"

"今晚值夜班。"

他没有说，但他不妨还是补一句的好，"所以没有涉及你，有吗，医生？"

可是有件事和我有关：首先是露西的切身利益，其次是病房的情况。我很难找到一个想听我的忠告，并帮助处理它的人。

露西在失踪的第二天被发现了。这一次她成功地结束了自己的生命。在医院废弃的一个角落里，她用一条皮带把自己吊死在栏杆扶手上。我想知道她是否终于找到了她所渴望的平静，但是我非常伤心和生气，我没能挽救她的生命，因为我知道本来这是有可能的。

～～～

即使是现在，我有时也会梦见最后一次开车沿着小路，穿过绵延的树影去精神病院的情景。街灯不再亮着，但是陌生的容颜依然透过破碎的玻璃窗，从我们离开之后钉在门上的腐烂的夹板缝隙间窥视着。废弃的避难所，曾几何时回应着一个世纪的悲伤，我现在只听到野猫穿梭在废弃的建筑物之间追逐老鼠的叫声。这是一个可怕的地方。我从来不想让我亲自照料的任何人穿过那扇大门，更谈不上让他们住院，但是我当时就在那里工作，感觉力不从心。

像我的病人和其他医务人员一样，我觉得我只是被向下更深地吸进了一个纯粹的机构，正如戈夫曼所描述的一个地方，我们都被迫在很长一段时间内待在一起，无论是患者还是医护人员，过着与世隔绝的被控制的生活。在这个地方，我失去了我的个性，我的目的感和任何意义上的自由意志。精神病院已经一去不复返，但是充斥着这些医院的态度和方法依然残存在我们今天的精神科住院部。我知道有些人可能不同意我的观点，有时的确有必要把一个人扣留在医院里，为自身的安全或其他人的安全，除此之外别无选择。然而，对于绝大多数患有抑郁症的人来说，在精神科住院部住上一阵子，既没有必要也不会有益于他们的康复。现在有了替代性的疗法，包括更好的心理治疗服务机构（这项服务特别重要，尤其是当抑郁症并发人格障碍的时候）和社区中的其他部门，如妇女的危机房屋，这些本可以给露西提供一段短期的真正意义上的避难。我们仍然还没有足够的真正意义上的避难所——它仍然是我们必须为之奋斗的目标。

taking the tablets

药物治疗

即使艾伦已经绝望到无以复加，但他仍拒绝服用抑郁药物，因为他不相信一片药可以改变一切。我的专业知识告诉我，精神疾病不可能如此简单，而我所接受的治疗也让我无法忍受药物带来的副作用。但我不得不承认，药物确实改变了我。

我能理解为什么人们对抗抑郁药持怀疑态度。许多人担心抗抑郁药会让人上瘾，而其他人则告诉我，他们认为他们应该可以不依赖药物而从抑郁症中康复过来。甚至有权威舆论认为抗抑郁药物没有一丁点儿效力。

当艾伦第一次来诊所看我时，他已经失去了所有的希望，绝望到生不如死的程度。他是一位重型货车司机，人到中年，在一周的大部分时间里在这个国家长途奔波。他看起来有点凌乱，仿佛他并没有特别好地照顾自己。他的手指甲参差不齐，脏兮兮的，而且他胡子拉碴，没有刮脸。

"在你的医生寄来的信中说，他已经开了一些氟西汀……"当我浏览转诊推荐信时，我开始说道。氟西汀是一种抗抑郁药。他的全科医生一般不转诊病人给我，除非他已经试图治疗过他们或真的感到担心。他很擅长帮助那些感到沮丧的人。

"可是我还没有服用这些药。我会很诚实。我的意思是，我坦白告诉医生说我不会服用。他花了好几个星期，一直试图让我服药。"他抬头看着我，也许感到一点点羞愧，等待我接下来的话。

"现在你既然来了……感觉如何？"

"有点吓人，我想，但我告诉他我会来的。"他耸耸肩，好像真的没有什么可说的。

过了一会儿，在艾伦告诉我他的病史之后，我问他："那么你能告诉我你不想服药的原因吗？你担忧什么？"

"嗯，我不担忧……就其本身而言。只不过我知道问题出在哪里：我讨厌我的工作，我的妻子讨厌我，我的孩子们讨厌我，我不认为每天服用一片药就可以改变这一切！"

"你今天感觉如何，此刻？"

"说实话，医生，我睡不着，吃不下，无法思考。我都不在乎我明天是否会被一辆公共汽车碾过去。你懂我说的意思吗？而且我认为没有人会想念我。生命不再有任何意义。"

"你考虑过采取任何措施来结束你的生命吗？有时，当人们感到和你此刻一样糟糕的时候，他们会这样做。"

"嗯，我想过开车从桥上坠落下去。如果我说我脑子里没有转过此念头，我就是在撒谎……"

"不止一次吗？"

"嗯，"他看着办公室的墙壁，然后看着我，我看见他热泪盈眶。他眨了眨眼，一滴眼泪流下他的脸颊。他握紧拳头擦掉眼泪。"说实话，经常。"

"又是什么阻止了你这么做呢？"

"我的孩子们。"他承认道，他突然大哭起来，双手捧脸，"我不能这样对待我的孩子们。"

⁓

当我再次到达一个时刻，觉得活下去似乎没有什么意义时，尽管过去发生的一切不断提醒着我，但自杀的念头仍然不可思议且始料不及地冒出来。如果我以前意识到这一点，当我不断地在脑海里回放在医院发生的事件，回想起爱丁堡的寒冬的时候，当不再把未来看做是地平线上闪烁的希望的时候，我可能会早一点采取某种措施。相反，我无视警告迹象：大清早就醒，四肢越来越无力，人越来越烦躁和愤怒。然后出现了一系列的丧失，每一次失去都在摧毁我对理智的脆弱掌控。

山姆是一位我认识了几年的全科医生，他在我现在工作的精神病院附近的一个村庄行医。在过去的一年中，他提供了急需的支持。我最后一次见他时，我们在他家的厨房里共饮了一杯红酒。他告诉我医院里我的前任的古怪行为，他在治疗山姆的一位患有酗酒毛病的病人时，其治疗手段就是把病人鸡尾酒柜里全部的酒搬进他车子的后备箱，然后溜之大吉。

"那么那位病人投诉了吗？你投诉了吗？"我问。

"你认为呢？"他莞尔一笑。

最后，这位会诊医生，曾多次传闻喝得酩酊大醉而无法查房，接受了退休，得到一笔丰厚的解约金。但是在此之前他试图用一封律师信来恐吓我。我意识到一定有人转告他我对之前的治疗水准所做的轻率评论，那个人可能是他的一位老酒友。

"你来此地，我们很幸运——其他人都见鬼去吧！"山姆曾说过此话，当时在他家小屋门口他给了我一个告别的拥抱，而我祝他有一个美好的假期。他即将和他的哥哥和儿子一起去凯恩戈姆山脉登山几周。

一个星期六的下午，约翰和我开车回家时，我们在 4 号电台3 点钟的新闻里听到了令人震惊的消息。后来我才知道，山姆的登山组对春季苏格兰不可预知的天气状况准备严重不足，遭遇了暴风雪。他们每三人只有一双钉鞋。所有的人，包括我亲爱的朋友，被找到的时候已经死了。

再一次失去。

"你听说 E 发生的事了吗？"一位心理治疗师同事打电话问我。她知道我过去曾作为一名病人找 E 看过病，但她不知道我找他看病有多久或者他对我有多么重要。

"我想到了你。我不知道你是否知道。"

"知道什么？"

再一次，正如当初我听到父亲死讯的时候，几乎没有或根本没有预兆，让我对随之而来的坏消息做好准备。

"上星期他投河自尽了。他去了。他死了。我无法相信这个事实。"

我能听到她哽咽的声音，但我无言以对。"对不起，我有事得走了。"我找了个借口，补上一句："我回头再给你打电话。"然后我颓然地跌坐在椅子上，试着保持呼吸。

他一直是我的治疗师的这个事实只有一两个人知道。E 身败名裂。他从我的生活中消失了两三年之后，我发现不知何故他被暂停职务，然后被解雇。在他曾经作为资深治疗师而跻身的当地身份显赫之人的圈子里，他成了不受欢迎的人。我对他所发生的事情知之甚少。现在我再也见不到他了。

~

我对这些事件的反应，如同过去一样更努力地工作，效率却不断下降。这一次我没有在纸上制订计划来试图掌控我的问题，却反而在不断反复思考病房里日积月累的困难。

~

一个星期天的晚上，正当我思忖在星期一一大早冒着冬季的大雾长途驱车返回去上班的时候，我的头似乎终于分裂成锋利的单色小碎片。我无法进行任何清晰的思考。我无力地坐在炉火前的沙发上，哭泣着。约翰在那儿发现了我，在只有炉子中煤炭燃烧发出的幽灵般的光照明的房间里，我注视着火焰，听着火由于空气吹入而发出的噼啪声，却奇怪地无法感受到任何温暖。我只感到寒冷和了无生趣。他坐在我旁边，当我呜咽着，摇晃着身体的时候，把我轻柔地抱在怀里，轻轻地抚摸着我的头。我不得不终于承认，我患有某种严重的疾病。

———————————

"那么，你想尝试一种抗抑郁药吗？"我的全科医生问我，当我第一次告诉他我反复出现的症状时，在我重新开始与私人治疗师的心理治疗尝试失败之后，我没能与这位治疗师产生任何有意义的沟通。

我现在当然已经很清楚，但是在那时候仅仅开始得知，就是与你的全科医生的一次会诊就像是在跳一场舞蹈。你们俩轮流地，按照社会心理学家的话来说，"以冗长的发言控制着会场"，然后进入一场确切的有始有终的谈判。如果你想让你的医生了解更多的你，你必须给他正确的线索：说一些暗示你感觉是多么糟糕的话。然后医生必须发现这些线索。他可能不一定觉得有必要探索你的问题，除非他有足够的兴趣，但你可能无论如何不希望他这么做。你可能想尽快离开那里，并且反感他那一方的任何"分析"你的尝试。我知道，全科医生们在个人兴趣和帮助抑郁症患者的专业知识上差别很大。有些人可以轻松地谈论它，而有些人即便问了正确的问题，却不一定明白抑郁症真正的感觉是什么。还有少数人，在和他们谈论感觉时你会慎之又慎。

我恰好知道我想要什么。我尝试了谈话疗法，有一段时间这种疗法卓有成效。找 E 治疗期间我做的工作，以及工作上我所做的决定，已经把我的生活搅得乱七八糟。我仍然相信这些变化只会导致最好的结果。有几年我希望，我将永远不会再感到难以忍受的焦虑和害怕，然而黯淡、空虚的感觉又卷土重来。这一次我同样感到疲惫、虚弱和心死如灰。

我喜欢我的医生。他身材高大，和我年龄相仿，他的面容，像山姆一样，像是把空闲时间都耗在登山和漂流上了。他攀登上了真正的高峰，湿滑的岩石和峭壁的山坡——在他诊室的墙上到处张贴着这类照片。他热爱冒险，但是总是对安全方面给予足够的重视。他身上有着某种非常令人放心的东西。

然而，我不知道他是否真的了解有关我的所有情况。我所跨越的是我心中的障碍。我当时感受到，现在仍然感觉到，我活在深渊的边缘，并且有时，我怀疑，我任性地扔掉绳子。我开始明白其他人认为我是故意为之。我认为我的医生不太理解，但我看得出他很努力地去理解我的举动。

"你最近的睡眠情况怎么样？"他问。

"不好。我一大早就醒了，躺在那里思考一切，不由地变得焦虑起来。"

"你在想什么？"

"工作，我以前告诉过你的所有的问题。"

"然后你做什么呢？"

"我起床，沏一杯茶。"

"你的能量水平怎么样呢？"

"很糟糕。我只想睡觉。"

我不等他问就又说道："但我睡不着觉，我对大多数事情已经失去了兴趣。我想我的体重也减轻了。"

他停了一会儿，考虑他所写的东西。然后他抬起头看着我。"那么你想尝试一种抗抑郁药吗？"

"是的，我认为我应该试试看。"

他知道他不必告诉我是什么药物。我太了解了。毕竟，我是一位精神科医生——我也给我的病人开药。只要能够感觉好一些，我绝望到愿意尝试任何药物。

有一些事情我没有告诉他：我在枕头上哭着哭着就睡着了，枕头上湿成一片，又是汗水又是泪水；我相信我对工作感到无望并且会一事无成；我觉得与世隔绝，被切断了与我身边每个人的联系。我没有告诉他我反复做的梦里总是有一个任务要完成——要么通过一场考试，要么完成一件工作——这些需要我依靠别人：通常是医院的同事，但有时我妈妈会出现，或者我父亲，并且我发现自己又回到童年的家，在我的卧室里。无论我面对谁，他们都不想做我让他做的事，所以我们开始争论，因为我断定他们非做不可。

我用清晰而准确的英语描述我的病情，或者至少这是约翰在早上告诉我的（你一直在说梦话，再次成段成段地讲），然后我大声对着现实的世界说话，有时在此过程中让自己渐渐恢复意识。这个梦中的虚幻世界在我看来似乎更真实，因为它蕴含着早期情感的力量。每一轮我都受挫，好像我在试图穿过胶水——黏答答，稠糊糊，把我密封起来，与世隔绝——为了实现目标而必须走完的最后几步越走越难，也越走越远。

那个紧压在我胸口的可怕重物，我也没让我的医生知道，当我哭泣或和约翰交谈的时候，这件重物就会变轻，但只是暂时而已。当它再次变得沉甸甸的时候，就像一个无形的恶魔在一根杆的两端各增加了十磅的重量，重得我都无法把它从我的胸口推开。也许这是短语"宣泄出来"的出处，可是我无法宣泄出来。谈话不再起作用。

～～

服药两三个星期之后，我开始康复，那是我第一次服药，从那时起我一直断断续续服药约三年，期间我应付了更多的考试，以及我工作上和家庭上的变故。由于我已经体验了服药的效果，我很清楚，我这次抑郁症复发的原因不只是与过去一年发生的其他事情有关。我变得明显地严重抑郁的三个月前，尽管我面临工作上的严重困难，但我再次停止了服用抗抑郁药。结果抑郁症再次袭来，伴有所有相同的症状，但比以往任何时候都更加严重。我胸口上的重物太重，我不再有力气把它搬开。我的身体感觉好像铅已经渗入我的血管和骨骼，减缓了我全身的运动。

这一次，我没有立马去见我的全科医生，而是打电话给我的同事，也是我的朋友，苏珊，她是我信任的为数不多的人中的一位，让她就我的精神状态提出一个诚实和坦率的意见。那天下午她就要求我去见她，就在曼彻斯特北面的普雷斯特维奇医院。我联系她不是因为她当时做的那份工作，而是因为我知道她接受过心理治疗培训。即使我怀疑，虽然带有一些矛盾，我首先需要更多的药物治疗，对我来说，和能够理解我的病史以及症状的人交谈也是非常重要的。

～～

我们在普雷斯特维奇医院老行政楼主走廊旁的一个小房间

里见了面，其与我一直工作的另一家精神病院极其相似，让我最初一下子屏住了呼吸。房间里面，有着相同的疏于打理和单调乏味的气氛：深色的木制品，破旧的油布和未抛光的黄铜，房间几乎靠窗户提供照明，而曼彻斯特几十年的夹杂着烟尘的雨早已把窗户弄得黑乎乎的。但是，尽管两个医院外表相似，气氛却截然不同：我感觉这可能对于我来说是一个真正的避难所，感觉我即将得到帮助。一个我觉得我可以信任的人向我打招呼，面带微笑，把我领进一个房间，就在主走廊的旁边，而约翰在外面等我。

苏珊开始记录我的病史，带着我期待的敏感和关心。然而，正如我所担心的那样，进入谈话不久，她探讨起了死亡的问题。

"我必须问这个问题。"苏珊用她清澈平静的灰蓝色眼睛直视着我，"有时候，当你感觉非常糟糕的时候，你感到了无生趣过吗？"

"是的。"我回答说。能够谈论死亡，让人有一种如释重负的感觉，但是不容易找到形容这种痛苦感的词语，我回答的时候，忍不住啜泣起来，"有时当我在高速公路上……开车……当我超速的时候，我可以拉上手刹，这种自杀的念头怎么也挥之不去。我知道这样会让车旋转，然后翻车，我认为我并不真的想这样做……但我无法……我无法摆脱这个念头。我无法停止思考这个念头。"

"所以你知道你在描述什么。"她说，再次抬头看着我，因为她停止记录好一会儿了，"你认为这些可能有时属于强迫性思维吗？"

我谈了我弟弟的病，以及父亲去世很久我才开始感到悲伤。我曾努力忘记的过去又一次追赶上了我。我告诉她我在工作中遇到的问题。"那么你认为我是偏执狂吗？"

"我不知道。"她回答说。然后，问了我更多关于我在医院的感受和想法的问题之后，她说，"好吧，可能你考虑问题有点偏执，但鉴于你当时的情绪，这是可以理解的。"

"这并不意味着没有发生一些非常不愉快的事情，但你觉得你是否把这些事情看得有点过重了呢？"

我点了点头。我知道她是什么意思。我可能偏执，但这并不意味着这些麻烦事就不会真的设法缠上我。

"我想，"苏珊停了一会儿，"你病得不轻，我很高兴你联系上了我，并且来见我。我知道这对你来说是多么的困难。"

"谢谢你这么快就见我。"

她目不转睛地看着我。"我可以告诉你我的想法。我认为你患有严重的抑郁症。但是你自己怎么看？"

苏珊的话并不完全出乎意料。然而，尽管间歇性地服用抗抑郁药，并考虑到我所接受的知识和培训，仍然很难接受这个诊断。

我的一个问题是我这个职业中许多人越来越相信，抑郁症主要是由生物因素引起的：大脑中的化学物质或"神经传导物质"水平发生了变化。医药公司强化了这个信息，他们正在大力推广新型抗抑郁药——选择性 5-羟色胺再摄取抑制剂（SSRIs），如百忧解。蒂姆·洛特在他的回忆录《干玫瑰花的芬芳》中写道，真的很难相信人类思想的复杂性可以通过简单的化学失衡来解释。我那时不相信，现在仍然不认为，精神疾病的性质和本质——人类苦难中最主观的和最个人的东西——可以概况成如此简单的东西。我也不认为，治疗是如此地直截了当，只是更换大脑中消耗殆尽的一种物质。我受过培训，知道要考虑精神疾病的生物、社会和心理的决定因素，并在我在治疗方法上一直倾向于后两个因素，虽然我也开处方药。然而，与此同时，我能理解抑郁症的生物学解释的积极方面；它确实合理解释了我不去医院上班的理由——我身体不好，需要帮助——也开始免除对我自己病情的责任感，虽然当你沮丧的时候，内疚感是很难从你的世界里消除掉的。

～

有时候更难以理解的是，我的病人艾伦所提出的困境。当完全清楚问题的原因在于外部事件时，药物能起到什么作用？回答这个问题并不总是很容易。生活事件触发抑郁症，然而抑郁症似乎有自己的生命周期。这种生命周期沿着一个特定的轨迹，可能是短暂的，尤其是如果一个积极的生活事件——被研究人员称为一个"全新的开始事件"——碰巧促进康复。或者，这种生命周期可能会持续更长的时间，特别是如果触发它的问题没有得到解决的话。"我能理解为什么你会怀疑每天服用一片药就可以解决你的问题。"我开口，看着艾伦。

～

他点了点头。"确实是。"

"你说得对，药不会让你的问题消失，当然。但是它们所起的作用是在几个星期后，就开始提高你的能量，并帮助你睡得稍微好一点。他们会帮助你再次更清晰地思考，并感到可以开始解决这些问题中的一些。"

他疑惑地看着我。我有一种强烈的感觉，逼迫他不会是正确的做法，即使我相信他会受益于药物治疗。我很担心他的安全。

"我仍然认为这不是我现在想做的。"艾伦宣布道，把脸转向一边。

让他感觉不到我已决心让他服用药物，这一点非常重要，而且我担心会失去我们已经开始建立起的关系。所以我说："嗯，你可以选择。这个随你。我们可以看看不同的选择，然后你可以告诉我你想做什么。"

"所以我不必……"

"正如我说过的，这一切取决于你。我不能强迫你服用药物。我不想这么做。我会告诉你我认为什么会有帮助，并且我认为这种药真的会有助于让你感觉好一些。很长一段时间，你不必依赖它。"

"我不会产生依赖吗？"他听起来对这个建议感到有点高兴。

"但让我们先考虑所有的选择……"

通过向艾伦提供选择，我成功地让他加入了谈话。他决定尝试药物治疗，并开始了缓慢的，但最终成功的康复过程，这也包括一个解决问题的治疗周期，以帮助他处理有关他生活的艰难决定。

以类似的方式，我的心理医生和我尝试了不同的选择。她也肯定我会受益于抗抑郁药。

问题在于我以前讨厌服用抗抑郁药。

"你过去服用过度硫平。你认为这药怎么样？"

我仔细思考了这个问题。我无法忍受此药的副作用：嘴巴发干和体重增加。当我早上起床的时候，由于站起时血压下降，我经常感到头晕。这个问题很严重，因为我的床就在一段陡峭的楼梯上面，我起身后存在摔下楼梯的危险。我急于断药的原因就在于它的副作用。

然而，我思忖我对药物的了解：它们在过去有疗效，我的个性并没有由于服用药物而在任何方面发生改变。当他们停止服用抗抑郁药，有些人出现了戒断症状（正如我后来亲身体验的那样），但是就嗜药或不断增加剂量而言，他们没有上瘾。我看到我自己的病人服药后见效，尤其是那些抑郁症更严重的患者。

我老老实实地回答："我不想再次服用三环抗抑郁药。我可以试试 SSRI 类抗抑郁药吗？"

苏珊同意了。

～～～

"鉴于你的强迫思维的性质，它是推荐的治疗方式。"

我还怀疑，她不想给我开过剂量会致命的药，就像我知道的度硫平（现在叫二苯噻庚英），但是她没有说出来。我们约定我尝试服用抗抑郁药帕罗西汀，但这并不是她建议的唯一治疗方式。苏珊还相当肯定，虽然我有怀疑，我应该着手另一段正式的心理治疗，但以我当时的状态，我无法把我的思想条理清晰地连贯起来，所以没有必要这么着急。我可以等待，直到她决定让我去找的会诊医生有合适的空档出现。

我对服用新药感到紧张，最初的几天我觉得很恶心，尤其是在早上。我学会了随餐服药，这有助于让我忍受这种药物。我还注意到我头痛的次数比平常增加了。除了给我带来副作用（虽然副作用逐渐消失），20毫克帕罗西汀似乎完全没有疗效。我感到没有过去那么焦虑不安，但病态的阴郁依然纠缠着我。我开始怀疑我是否会感觉美好，因为我仍然发现很难在一大早就起床。而且对一个总是与书为伴的人来说，最痛苦的事莫过于我觉得无法翻开其中任何一本书，更谈不上长时间聚精会神地读书。药的剂量增加至40毫克，疗效上仍然没有出现太大的差别，而且回想起来，考虑到我现在所了解到的SSRIs类药物在治疗更严重的抑郁症上的疗效，这就不足为奇了。所以，经过三个月左右的治疗，我开始服用锂。众所周知，锂用于治疗双相情感障碍，但在大约一半的服用抗抑郁药无疗效的人中，锂也可以作为一个辅助的抑郁症疗法，因为它可以快速地改善情绪。问题在于，服用锂可能使病人遇到其他更不愉快的事情，如肾脏疾病时（需要定期的血液检查），并且如我发现的那样，锂可以引起甲状腺机能低下。

开始服用锂几周后的一天早上，发生了一件事情。我翻身，把脸埋在枕头上，枕头湿漉漉的，这是拜一个晚上的梦所赐，追逐某个问题的解决办法，某个我永远无法搞清楚的问题。我意识到床的另一半空荡荡的，冰冷的感觉。约翰起床了。什么时候了？我睡了多久？我检查压在我胸口的可怕的重物，因为它通常在半梦半醒之间让我措手不及。但是这一次它没有出其不意地出现。我睁开眼睛，环顾四周：一丝阳光透过窗帘，微风中飘荡着草的芬芳，鸟儿在歌唱。鸟儿什么时候飞回来的？我很长时间没有注意到它们了。

事情发生了变化：一个微妙的转变。蓦然回首，这一刻我开始康复。我的心如释重负，变得轻松起来，又能够观察我周围的世界了。这些情绪上的改善真的与我每天晚上吞咽的药片有关吗？我觉得难以置信。虽然我知道药物可以改变一个人的感觉，但我不愿相信我的问题竟迎刃而解——然而这一切是真真切切的。可怕的重物似乎轻了许多，虽然我的心中仍然可以感觉到它的存在，其他东西在阻止它占据中心舞台：鸟的歌唱，草的芳香和明亮的日光。全世界都在对我歌唱。一切都变得生机勃勃。

我的药物治疗见效了，无论可怕的重物何时出现，药物在大多数情况下都会起作用。

没有这些药物，我认为我活不到现在，也无法再次对一个清新美丽的春天早晨感到惊奇。我知道药物治疗并不适用于每个人，但即使是持怀疑态度的人也认为，当你情绪低落的时候，药物似乎在一定程度上有疗效。

我记得许多年前，特别是我当心理医生的第一年，一位病人告诉我当她兴高采烈的时候，她竟然能听到草坪的草在生长。我那时知道了她究竟是什么意思。从我的童年起，我一直对他人的情绪超级敏感：能够捕捉到，然后对他们的话语和行为带来的细微变化的意义而感到忧心忡忡。这是敏感意识的负面影响。但是随着逐渐的康复，我发现有时我开始觉得再次与世界完全地融为一体，再次与在我看来似乎是大自然本身的节奏合拍。病情反复的时候，我的表现令人刮目相看。

在那些时候，我想知道重物是否真的像我以前想象得那么沉重。也许它并没有消失的无影无踪，就像最初根本不存在的时候那样？也许我一直在夸大，假装，试图逃避我在工作中的责任，在生活中的责任？难道这不是其他所有人都在思考的事情吗？当你唯一想要做的就是彻底忘记它的时候，很难回忆抑郁症的负担有多么沉重。

但我再一次意识到，正如当初作为一名医科生一样，我发现太容易理解其他人，在攀登自己心灵的山脉时，发现自己处在裂隙的底部，却没有一条明确的可以向上返回的路。这一次，我找到了一个愿意扔绳子给我，把我从人生的谷底拉上来的人。

抗抑郁药永远只能是抑郁症治疗的一部分，但我认为当你严重抑郁的时候，或觉得谈话治疗太难有进展的时候，药物疗法肯定值得一试。

revisiting the past

重温过去

如果说，童年时期遗留的一些问题造成了玛丽的脆弱与危机，那么当父母发生车祸，需要她长期照顾的时候，早年的那些如母亲体罚、自己遍体鳞伤等痛苦往事，又在记忆中慢慢浮现，她不得不遭受二次伤害，抑郁症也因此卷土重来。

有时候过去似乎仍阴魂不散。我们仍然面对早年人际关系中遗留下来的困难和问题，那些人对我们现在来说依然重要。有时，如果一个人没能康复，或者抑郁症反复发作，显而易见他需要回首往事，去了解和挑战其持续的影响。

～～

"那么这是你第三次接受心理治疗吗？"坐在我对面的詹妮问道。她抬起头来，朝我莞尔一笑。这种问法让我对再次被打回原形感到不那么悲观。

"是的，我希望第三次走运。"我试图拿此事开涮，而她没觉得有什么不妥，并没有皱眉蹙额。我们以前在职场见过面，但私底下没有接触。她说话时轻声细语，长着一双非常敏锐的眼睛，什么都逃不过她的火眼金睛。我为了这个见她的"空档"，已经等了六个月。

"我已经决定，我必须腾出一段时间来努力梳理清楚过去的几年。"

我们坐在一个空阔的房间里，房间在一幢带大露台的房子楼上，地处英格兰北部的另一座城市。墙壁也许曾经被漆成白色，但现在泛着灰白色。门边有污渍，看起来就好像被人们从体内驱赶出来的备受煎熬的幽灵，这些人曾经就坐在我面前的这把椅子上，在这里彼此推攘着，争先恐后地逃离驱魔人。两把扶手椅斜对着摆放在一起，靠着一堵墙。另外，我第一次在国民医疗保健部的心理医生办公室看见一张沙发，上面罩着褪色的红涡轮图案的盖毯。空气是静止的，温暖的，夹杂着一种难以察觉的老花香型香水的气味。

"那么你现在还在药物治疗吗？"詹妮把我会诊医生苏珊的信递了过来。

"是的，六个月的休假之后，我又回来上班了，而且我刚刚结了婚。"在我刚回医院上班后不久，约翰和我就举行了婚礼。

"嗯……恭喜！"她冲我笑了笑。"这么说，是工作上出现了问题。怎么回事？"

"我与医院的管理层闹得很不开心。我变得情绪很低落，并且有点偏执。我以为有人在密谋着什么。实际上没有，但……我和他们之间仍然存在一些问题。"

我是在管理层的宽容下，而不是欢迎的情况下回来上的班，据说有关于我的未披露的投诉。

詹妮继续说："苏珊也提到，你以前的治疗师 E 出了事……"

"是的，你认识他吗？"我试探性地问了一下，不确定我是否想和一个刚刚认识的人谈一谈他。

"我听说过他，但我认为我们从未接触过。"

她的语气里没有任何东西表明她向我撒了谎，但我想知道她究竟对发生在 E 身上的事情知道多少。心理动力学心理治疗是一个狭小封闭的圈子。

"我认为他帮助我最多。"我语速极快，我可以从她的表情得知，当我从盯着的手指上抬起头来的时候，她已经注意到我详述这个话题时的矛盾心理。然而，她捕捉到了我的目光，鼓励我继续。

"我只是一点都不喜欢第二个治疗师，我认为他也不喜欢我。"我知道我急于转换话题。

"那么这件事对你来说很重要……"

"是的，非常重要。"

"你现在感觉治疗效果如何？"她平静地问道。

这个问题问得妙。"效果仍然不错，我想。否则我就不会在这里。"

"和 E 交谈，最有收获的是什么？"

"帮助我开始哀悼父亲。"

我开始告诉她父亲去世时的冬天发生的一切，我婚姻的结束和我从 E 的治疗中所学到的东西，并且开始理解从爸爸算起，我与强势男人之间糟糕的关系。詹妮倾听了很长时间。当我停下来的时候，我注意到她眼睛里的关心和善意。

"你没有提到你的母亲。"

"是的。"我回答说，"我想我没谈过她。"

"你想跟我说说她吗？"

"我认为我妈妈和我从未真正亲近过。"我开始说道。

"你怎么会这样说呢？"她问。

"她总是对我吹毛求疵。批评总是以千篇一律的方式开始：先是争吵，说我没有帮助做足够的家务活啦，要么是因为我有家庭作业要完成，要么因为我想和朋友出去玩。无论我做什么家务活都永远不够，远远不够多。"

痛苦的回忆依然历历在目，随时准备利用这一时刻，瞄准机会反扑，重新占据我们意识的中心舞台。

每当我想到和母亲之间的关系，我就会想起很久以前的那个夏天，我第一次真正地承认在这个世界上感到孤独。

"我们来到这个世上，不分昼夜地干上帝派的活，像往常一样，你唯一可以担心的是你自己。"妈妈说，"我从来没有想过我会这么说我的亲骨肉，但你是一个自私自利、讨人嫌的人。"

"这不公平。我也一直在干活。"我回答说。那个夏天，我在为模拟会考而拼命地学习。

"干活！你不知道这个词真正的含义。我十五岁的时候，就外出打工谋生了。哦，就是这样。我对你已经忍无可忍了。我和你一个年纪的时候，我独自生活。你也该和我一样了，女士。"她说着，气冲冲地离开了房间。

我跟着她。"我就是无法在这个家里达到你的要求。你要我做家庭作业，而我需要时间去做。你从不要求男孩子们做任何事！"

我星期六打一份工，在玛莎百货工作一整天。我穿着闷热的黏答答的蓝白色格子的尼龙工作服，要么坐在食品结账柜台的现金出纳机旁，要么往货架上摆放面包和糕点。

我用自己挣的钱买自己所有的衣服，并且我努力学习，有时直到深更半夜。在妈妈告诉我该是时候"独自生活"之后，我打理自己需要洗的衣服，洗涤和熨烫。我设法做这一切，但我还总是会惹她生气。我经常犯的错是顶嘴。在我们家，这被认为是一个小孩子能对父母犯下的最邪恶的罪之一。我现在知道这些矛盾是成长过程中必然要经历的一部分。然而，我的行为激起的父母的反应，不是爱和理解——而是被严格的限制所取代——爱和理解会帮助我成熟和成长，相反，愤怒的宣泄和严词拒绝阻碍了我情感的发展，并且极有可能把它推迟了相当长的一段时间。有时候我觉得，即使到了五十多岁的年龄，我仍然会是一个愤怒的叛逆少女。

"在我十几岁的时候，总之家里的一切都很糟糕。"

"多么糟糕？"詹妮问。

"嗯，部分是由于我弟弟的强迫症而引起的压力。当时我们不知道那是什么病，这让每个人元气大伤。爸爸试图让艾伦明白他的行为，但是……"

"但是什么？"

"很难与一个认为某事非做不可的人争论，当你知道这么做没有丝毫意义的时候。"

"只是太可怕了……太糟糕透顶了。它影响了我们所有人。"

我无法想象艾伦脑子里的痛苦，当他与只有他才能了解的恶魔作斗争的时候。然而，尽管这一切很糟糕，我们的家庭生活在这些年里已经习惯于一种奇怪的日常生活，眼泪，乱发脾气和失望完全常态化了。几乎就像是经历了旷日持久的自然灾害，你相信你已经获得免疫，不会受到进一步的创伤。我弟弟的精神病与死亡和毁灭这样的重大事件完全不能相提并论，但这是一个每天都会上演的家庭悲剧，它悄悄偷走了我们所有的希望和梦想——尤其是我弟弟的那些希望与梦想。

"不管怎样，那年夏天，我十五岁的时候，妈妈说她一直在收拾我的房间，这一点很奇怪，因为她从来没有收拾过，结果她发现了我的日记。"

我通常把日记本放在梳妆台架子下面，蓝绿色图案的窗帘后面，窗帘是我用边角布料做成的。日记簿是一个 A4 型纸大小的笔记本，我用一张用剩的带秋天落叶图案的包装纸做封面。在这本日记中，我写了我看过的电影，我去过的地方（只有少数的几个地方）和我梦想着参观的地方（有许多这样的地方），以及我在班上喜欢的男孩——一位典型少女的所有的情感、思想和欲望。

"日记簿在哪里？"詹妮问。

"我总是把它藏在隐蔽的地方，所以我知道这意味着她翻遍了我的东西，我的私人物品。"

"她说了什么？"

我抬起头看着詹妮，判断她的反应。

"妈妈说，'你怎么能说这么糟糕、恐怖的事情呢？'我甚至不记得我写了什么，已经过去了这么长时间。"

里面很可能有很多孩子气的愤怒泼洒在日记里，大写的字母和用彩色笔画的双下划线——这就是我的风格。当我烦闷的时候，我总是夸张做作，现在我仍然如此。

"你瞧，我不知怎么的，总是在家里犯错。"

"你爸爸想和你谈谈。"我妈妈总是说。

"你真的让你的母亲心烦意乱。"他总是告诫我。"向她道歉。"

我一直知道他很生我的气，而且我似乎总是知道如何火上浇油，通过指责母亲。

我会咕哝一声道歉。"我很抱歉。"

她总是会看着我，在她涂了蜜丝佛陀宝石红唇膏的嘴唇上掠过一丝满意的微笑，设法装出一副看起来和听起来均受了伤害的样子（为了我父亲的缘故），然而情感上却很冷淡（对我）。"你至少应该表现出真心实意的样子。"她总是会评头论足一番。她从不和解。

日记事件后，我就再也没有机会装出一副郑重道歉的样子了。

妈妈坐在父亲旁边的躺椅上，就像他们是地方法官一般，准备做出一个共同商定的判决。

"你无法想象你母亲的感情受到了多么大的伤害。"

"这真的很让你爸爸心烦意乱。当我把你的日记给他看时，他简直不敢相信自己的眼睛。"

那我呢？我想说。她一直伤害我的感情。我从来没有感觉到来自母亲的爱、需要或安慰。充其量，她容忍了我在这个世界上的存在。不，我那时候没有说这些话，因为我无法表达清楚。现在我长大了，我可以把怨恨清清楚楚、明明白白地表达出来。

"但是这一切仍然伤害你。"詹妮建议。

"是的。我想它总是会伤害我。"我停了一会儿，又回想起另一件事。"我在家里举办了十七岁的生日聚会。聚会进展顺利，没有人闯祸，没有人投诉噪声，然后在我男朋友的弟弟把洗涤液倒进他的啤酒杯之后，他在前花园吐了。妈妈和爸爸当时路过，来检查是否'一切进展顺利'，恰好遇到他冲出来将呕吐物吐到水蜡树篱笆后面的的花坛植物上。"当我品味回忆时，我做了个鬼脸，然后开始大笑。事后看来，我真的可以看到它有趣的一面，即使我那时候我没有看出，我的父母肯定也没有。

"还有什么？"

"在我十八岁的生日聚会上我的钱包被偷了，在闹市区的一家餐馆里，而且我不得不在凌晨两点钟的时候为了进门，把全家人吵醒。"

"对我来说，听起来没有那么狂野。"詹妮评论道。我想知道她是否有十几岁的孩子。

"是的，我也觉得不够疯。"我笑了，"在我卧室的地板上，我有许多书，我想出了个办法，从门口直接跳到床上。我认为这样做真的很聪明！"我开始傻笑，对我别出心裁的举动感到一种莫名的、久违的骄傲。"我没有怀过孕，没有流过产，没有被警察警告过，没有吸过毒或离家出走过。我认识做过这些事的人——嗯，做过一件或两件这样的事情的人。"

我的恶作剧充其量只不过是十几岁孩子的行为失检罢了，但在我们家这些行为不知怎的，在记录在案和严格审查了之后，成了我日积月累的"品行不端"的证据。

"当父母教训我的时候，我总是顶嘴。"

詹妮在我的声音里察觉了什么东西。"他们做了什么？"

我顿时觉得热泪盈眶。"爸爸狠狠地打了我耳光。我记得有一次，他在我胳膊和腿上留下的手指印几个小时都不消退，疼痛难耐。我只是在我的房间里，啼啼哭哭地坐了一整晚。"

"你事后是什么感觉？

"非常、非常的羞愧难当，并且为让他如此生气而感到内疚。"

"为什么你有这样的感觉？"

"我不想让他讨厌我！但是我……我也开始相信妈妈说我的那些话。"一回忆起那可怕的一天，我止不住地抽泣起来。没有人到我的房间来看看我如何了。只有形影单只的感觉。

我现在意识到在那个时期，我对自己的任性所怀有的可怕的内疚感——难以容忍的，忘恩负义的女儿——得以缓解。当我付出努力却并没能在父亲去世之前改善我与家人的关系的时候，我的内疚感曾日益加重。

"仍然很疼。"詹妮说。她摘下眼镜，把它放在她旁边的桌子上。

"我与妈妈没有任何的联系……"

我抬头看了一眼詹妮，并看出她眼睛里的疑惑，于是我继续说，"但她上周给我打电话，并在答录机上留了言。我还没有回复她。"

"你会吗？"

"不会。这样关系简单点。这是一种生存方式，我想。"

"生存？"

"如果我不需要去应对她把我搞得晕头转向，我可以保持头脑镇定。"

"措辞强硬。"

"感情强烈。"

"你听起来很生她的气。"

"没错，我就是气她。我想我真的是一个很容易生气的人。"

我与詹妮见面几天之后，我坐在医院的办公室里，倾听我自己的病人的讲述，她名叫玛丽。

我最近对她进行了治疗，她患有严重的抑郁症，并且我曾经一直非常担心她的安全。治疗已经取得了长足的效果，但后来发生了一件事，有可能使她再次情绪回落。她父母在度假期间遭遇长途客车车祸而受伤，结果，两人都需要长期的照顾。他们都是七十多岁的老人，因此恢复缓慢。车祸使玛丽的父亲身体残疾，但是他所受的情感创伤更大。

"自从他们回家后，我每天都去他们家里。"玛丽说。

"这对你有什么影响？"

"嗯，我不得不去照料他们，不是吗？她毕竟是我的妈妈……"她的声音越来越小，并且低头看着地板。

"是的，她的确是。"

"并不是因为她的举止像一位母亲，我知道的。但我弟弟要照看他的家人和工作，所以照料她是我义不容辞的职责，而且我喜欢看见我爸爸。"当她说出爸爸的名字时，玛丽的声音软了下来。

"照料母亲"包括把她弄起床，给她穿衣、喂饭和伺候上厕所，大半天待在他们家，然后晚上返回伺候她上床睡觉。"我弟弟有时晚上过来。"

"他帮忙吗？"

"帮得不多，但妈妈总是很高兴看到他。他昨晚给她带来了一只新杯子，因为我打破了她最喜欢的杯子。"

"你打碎的？"

"我不是故意的，我正在擦干碗碟，手打了滑，没拿稳杯子。她当时大声喊我立刻过去，让我吃了一惊。然而，结果她只是想给电视换台。"

我暗自想，如果我经历了玛丽从童年起就遭受的这个女人的残忍行为，我可能老早就打碎杯子了，但我什么也没说。

"她对此说了什么？"我问。

"她说我是一个无用的、懒惰的废物，让全家人大失所望。"

"玛丽，这就是一直以来的境况吗？"

"是的。"她低头看着自己的手，"你知道我直到最近才意识到，当你问我的时候，这件事令我多么的愤愤不平。妈妈总是对我说这些话，但从来没对杰森说过——他一直是一个完美无缺的人。他年纪最小。"她过了一会又接着说，"但我想我也总是觉得很生他的气。小时候，我常常把他的玩具藏起来。有一次我把玩具全砸碎了。我认为我是想让他哭天抹泪。"她抬起头看着我。我可以感觉到她在回忆很久以前发生过的某件重要的事情。我们静静地坐了一会儿。

"妈妈常说，在我们年幼的时候，我愚笨迟钝，而他聪慧机灵。"

"那么你想报复他？"

"还有她。我也想真正伤害她。她不喜欢我的第一个男朋友，爸爸也不喜欢……所以我和他一起私奔了。"她看着我，仿佛第一次意识到她是如何做出了如此重要的决定——对她的生活产生了深远影响的决定：怀孕和草率地嫁给了甚至更虐待她的一个男人。

"我认为我这样做的目的是让她恼羞成怒，你懂的。我现在可以意识到……我仍然觉得我想要逃跑，但是我现在不能。"

人们习惯于不辜负他人对他们的期望。

~

我父亲希望我努力学习，在学校学业优异，我没有辜负他的期望，虽然那时我已经准备离家，我不再确定这是否是他想要的或对我的期望。他似乎难以理解作为一个成年人的我，因为我会做出他不赞成的人生选择，譬如，在我本该学习的时候，却偏要跟男朋友约会，而他特别不喜欢我的男朋友们。

我认为我母亲对我并不抱有相同的期望，相反，我现在意识到她的期望要低许多。我想她以为我会结婚，住在附近的某个地方，让她儿孙绕膝，享天伦之乐，在星期六的下午陪她一起购物。我怀疑在许多方面她感到很失望，我辜负了她对我的期望，但是我猜想最让她大失所望的是她抱有的信念，即我不会当真和她竞争或一较高低——在相貌上，生活经验上，以及我父亲的爱和关注上。我让她失望，虽然我不明白我那时候究竟作了什么，让她如此不开心。我想，每个人都很难与一位嫉妒自己女儿的母亲打交道。我没有满足她的希望，反而助长了她对我的失望。

当玛丽在会诊中谈论她母亲的时候，我难免想起我自己的母亲。

"你父亲是个什么样的人？"我问她。

"我爸爸一直是什么样的？"她叹了口气，"他只是容忍她。无论她对他说什么，他都随声附和。他总是逆来顺受，想过一种息事宁人的平静生活。"

"所以当你还是个孩子的时候，如果有什么不对的话，你总是当替罪羊，他对此有没有说过什么？"

她那双灰色的大眼睛仔细端详了我一会儿，然后瞥了一眼窗外，视线能看到医院的前面。"我爱我爸爸。"她的声音一下子变得细若游丝。击打在玻璃窗上的风雨声差点淹没了她的声音。"外面的天气糟透了。走着去公共汽车站的话，我会淋湿的。"

"你说过你爱你爸爸，"我重复说，"我知道你的确爱。"

"他这一生日子艰难。"

"你也好不到哪里去。"

"他只是对妈妈太服软了。"

"也许他爱她。"

"就要有人爱她。"

"也许你有点像他？"

"是的，我爸爸和我总是有很多的共同点。"

"那么丹呢？丹说什么？"丹是玛丽的哥哥，老早就逃之夭夭了。

"我最近没有收到他的来信。"

"没收到吗？但是你最后一次跟他交谈时，他跟你说了什么？"

"他说我照顾他们，我就是个大傻瓜，因为我应该把这件事留给陛下——他是这么称呼杰森的，但杰森不在这里。他不必面对他们，不是吗？"

我心想，我也不必面对我的母亲。对我来说很容易认同玛丽哥哥的观点，并且想让她告诉她的母亲和弟弟"见鬼去吧"。但我不能这么做。如果玛丽不想改变现状，我的责任是试图帮助她应付这种状况。最近在玛丽的生活中发生了一些事，她仍然很脆弱。虽然我可以理解她的人际关系——无论是早年生活中的，还是目前的——造成了她现在的问题，但我不确定她是否一定会受益于一种治疗，这种治疗将试图质疑她几乎站不住脚的辩解并且极有可能让她变得更加脆弱。她需要理解、接受和支持，来度过当前的危机。

然后我们可以仔细研究她到底多在大程度上想重温过去，并且有多大可能回顾童年发生的可怕事件，如母亲体罚她，把她打得遍体鳞伤。

"玛丽，你现在对妈妈有什么感觉？"我问。

"她是我母亲，所以我当然爱她……"她沉思了一会儿，"我也恨她。我真的，真的恨她。"她抬头看了看我，微微红了脸。我刚刚说了可怕的话，不是吗？我要去找牧师忏悔，要求得到宽恕。"

"不是，"我回答说，"我认为你的话并不是可怕的。那就是你的看法。现在我们不得不帮助你学会接受这种观点。"

当我谈到我仍然仇恨我的母亲的时候，詹妮也没有大惊小怪。"这是一种不同于你对父亲的那种情感，不是吗？"

"我生爸爸的气，因为我们还没来得及再次互相了解，他就去世了。我想让他为我感到骄傲。"

"我肯定他一定会的。"

"但我不知道这一点，是吗？"

"你难道不知道吗？"她答道。

我相信一个女人在更广阔的世界里所取得的成功在很大程度上要归功于她与父亲之间良好的人际关系。我与父亲的关系激励着我，是我前进的动力。然而，他无法面对我成熟的现实，一位年轻女子，就像他一样抑郁寡欢、紧张脾气暴躁——也许同样地富有创造力和热情——或者至少我喜欢这样认为。

我母亲，非但没有试图去弥补我们之间的鸿沟，反而加深了隔阂，并成功地使我们两人最终分道扬镳。然而我很肯定，假使我母亲现在就坐在这里，她会要么不记得，要么完全否认我记得清清楚楚的许多事情。她有自己的为人处世的方法，她的歪理支撑着她。她有支持她观点的朋友和家人,然而他们从未见识过我所了解的她的真面目。

在詹妮的帮助下,我开始看到作为一个"难以相处的",有时易怒的人的积极的以及消极的一面。

在我与医院管理层的争论中,我一直坚持我坚信的正确的事情。

"这就是我的处事方式。"我试图向詹妮解释,"我就是把持不了自己。"

"你不应该为这样的方式感到羞愧,但也许你有时需要学会如何把握分寸。"她回答说,"说出你内心的想法有时候于事无补。"

我知道詹妮说得对,但这是我仍无法处理好的事情。即使我能把强烈的不公平感和目前的勃然大怒联系起来,认为凡事事出有因,但我还没有准备好挑战一些事情或改变自己,以及改变我很久以前对母亲持有的态度。

在这个世界上没有唯一的真理,有的只是透过不同的镜头观看我们生活的各种不同的角度而已。我们不必借鉴别人的回忆、价值观和看法来当成我们自己的。我们获取真相,来维持我们对自己的信念,对个人生平的信念——无论好与坏——通过与朋友的谈话,在日记和杂志上形成的文字,或在心理治疗过程中。通过这些方式,我们可以开始重新审视过去并开始了解过去是如何造就了今天的我们,然后最终挑战并驱散过去仍然掌控我们的那股力量。

exorcising ghosts

驱除幽灵

我一直与生命中重要的人较劲,尤其那些已经逝去的人,想起他们,我会愤怒、生气,也会伤心、沮丧。如果担心失去对自己的控制,就要挖掘并解决我们与那些已经去世但仍萦绕在我们梦中的人之间的关系。

    一些复杂的人际关系是那些显然没有可能化解矛盾的关系,因为当事的一方已不在人世。许多感到沮丧的人仍然被阴魂不散的幽灵所纠缠。

    我与詹妮的治疗结束的时候,也就是我们初次见面 18 个月之后,我不再因为作女儿失败而感到内疚。然而,我知道一些特别的幽灵依然纠缠着我。我曾试图把它们尘封在我记忆深处满是灰尘的地窖里,但是幽灵可以随心所欲,去往它们想去的任何地方。它们时不时地穿越障碍,渗透进我的意识,并且在黯淡凄凉的时刻出其不意地对我纠缠不休。

    再次发生了某件事,打破了我心中微妙的平衡。

我早前打电话给苏珊，要求预约安排得早一点。

"我不知从何说起，"我说，"和 E 有关。"

"哦。"苏珊深深地吸了口气。

在整个治疗过程中，以及后来，我一直与我的心理医生苏珊保持联系，她不仅监督我的药物治疗，而且也让我意识到有人继续关心我。这一点非常重要，超出了我在詹妮那里所体验到的关系。

在苏珊的办公室里，我专心地盯着放在她身后架子上的照片。有一张照片，看起来像她的女儿，穿着骑马服，站在一匹小马的旁边，还有一张照片，上面有位骑手正在策马跳跃一道篱笆。照片上的人看起来像是一家子，因为他们有同样消瘦的贵族的特征和浅色的头发。我想知道做她的女儿是什么样的感觉。

"继续。"她轻轻地碰了我一下，让我说下去。

"我发现了一件有关 E 的可怕的事情，关于他被解雇的原因。"

"我怀疑她知道我要说什么——但是即便如此，她也没有说出来。她只是问："我们谈一谈这件事，好吗？"

我意识到，我不允许自己为 E 黯然神伤，他不明原因地从我的生活中突然消失得无影无踪，紧接着自杀身亡，这让我的情绪陷入一种焦虑不安的状态，我没有向詹妮提及我的茫然无措。由于 E 的离去，我还发现自己无法继续慢慢地揭开我和父亲之间关系的真相，因为它与我和 E 谈话中取得的进展密切相关。

"你认识他吗？"我问苏珊。

她点了点头，但是什么话也没说，也没有流露出一丝一毫的表情。这就是培训的效果：从来不流露你的感觉，我自思自忖。除了偶尔会犯规，这就是为什么苏珊能够对我施以援手，像E曾经所做的那样，他也有人情味——只是太善解人意了。

"我记不清楚他究竟长什么模样了，"我接着说，"这很奇怪，因为整整有三年，我每周都见到他。"

我记得最清楚的是他的办公室：在粉刷过的一楼走廊里，一个堆满了书的杂乱的小房间，医院已经列入拆迁名单。候诊室里有五六排曲木椅，墙上挂着一张褪色的印刷出来的赫耳斯·罗宾逊的照片，题为"心灵之球"。我坐在那里，倾听着，等待着E沿着走廊走过来，然后他把头探进门里，长达三年之久，我熟悉画里的每一个人物。画里面有一个梳着辫子和一位假想的舞伴跳舞的男人，一名服务员端着一个托盘，在给一把空椅子上一杯饮料，还有一对夫妇与其他人都看不见的某人正交谈甚欢。这样的一幅画匪夷所思地挂在一个心理治疗候诊室里，因为人们来此是为了把内心隐藏的幽灵驱赶出来，重现往事，以及减少过去对现在的影响。

"三年是一段很长的时间。"苏珊说，"当你想起他时，你的脑海中会浮现出什么？"

他不是一个外表有魅力的人。他的身材不是特别的高，而且蓄了胡子，大腹便便。

但他身上的某种东西引人瞩目：朝气蓬勃——种秘不可测的感觉，一种游戏人生的感觉，一种放荡不羁的感觉。E不畏惧我。

就在一瞬间，尽管发生了那一切，有关E我唯一能告诉苏珊的就是"我爱他。"

我喜欢他的嗓音，他扶手椅的气味，他大大咧咧的外表，他爽朗的笑声和他毫不迟疑地把握唯一的一次机会，友爱地拥抱了我一下——不是我想要的那种友谊性质的拥抱。

每一次去拜访他，在下了高速公路后的一条支路的附近，我总是会经过一个红砖砌成的、爬满常春藤的酒店，我总是情不自禁地想：如果在治疗之后我们在那里相遇，会发生什么事呢？如果我们在酒吧饮上一杯，会怎么样呢？如果相拥在一起不只是一种安抚的姿态，而变成了一个小时左右的感官享受的前奏，又会怎么样呢？我们一起度过的治疗时光充满了相互指责和眼泪，有时是难忘的心灵碰撞，但从来不是肉体上的结合。

然而我知道，如果 E 变得意志薄弱，并且随了我的愿，他就会失去帮助我的能力。我就会失去对他的尊重，我就不再会相信他可以包容和容忍我内心所有的愤怒。

"你在想什么呢？" E 总是会问。

而我总是默默无语地坐在那里，啃着指甲，决心不开口。当然，有时候我确信他能读懂我的心思。有时候，我到达后就嚎啕大哭，诅咒这个世界，尤其是诅咒这个世上的男人们。

"我也是一个男人，那么你怎么看待我？相同的看法？" E 总是会叫板，然后犟嘴道："不管怎样，你甚至不想问问我的感觉，一来到这里，你所做的一切都是为了抱怨你的生活。这个房间里有两个人……好像你曾经注意到的那样。"

⌇

有时我对他狂怒不已，就会一路狂飙回家。某一天晚上，在横跨曼彻斯特运河的拥挤的巴顿高架桥上，我不顾一切地试图超越一辆卡车，却没有看见与此同时我身后的另一辆车也想超车。喇叭声骤响，我及时回到原车道。我的胸口发闷，因为我汗津津的双手紧攥着车的小方向盘。我打开车窗，呼吸夜晚凉爽的空气，然而汽车排放的废气和桥下30英尺处废弃的航道旁的排污设施散发出的废气，让我感到窒息。

E反过来激怒我，指责我，但我认为这正是他的初衷。他知道愤怒的情绪好过虚无的感觉。现在我认为他洞悉了这一切。

让我的幻想得不到满足，他从而保留了力量，帮助我了解我不仅对他，而且对我生命中其他重要的人产生这样强大的情绪反应的过程和原因，我一直与他们较劲，并且会继续这样纠缠下去。"移情"是一种现象，我们不知不觉中将对过去的一个人的情感和态度转移到现在的一个人身上。我对男人的矛盾情感，尤其是对我父亲的矛盾情感，被转移到了E身上。

回首往事，当我越来越坚强，我可以看出无论是在身体上还是在情感上，E开始变得越来越软弱。是最初他呼吸中的酒精气味，让我意识到这一点的吗？

不，那是后来的事了。让我警觉到这一点的是他的黑眼圈，他姿势的变化，当他似乎不再从候诊室到办公室，沿着走廊阔步走到我面前，以及他头天晚上没有回家，很可能在办公室过夜的种种迹象：皱巴巴地被丢弃在椅子上的衣服。他丝毫不加掩饰这一切。似乎好像E想让我看到他的脆弱，然而他不能，也不应该承认他的脆弱。

———

"那么，"苏珊说，"你终于猜到E出了问题？

"是的，我想到了。这并不太令人惊讶，真的。我只是把这一切都塞进我的记忆深处。我不想承认这件事，但是所有的迹象都摆在眼前。"

E突然病倒，做了直肠救命手术。他康复后回来工作，但是已经物是人非。几个月后，他消失了。

"我以前告诉过你部分情况。"我说，"他离了职。我听说他很沮丧。"

"你有没有再次见过他？"苏珊问。

我不需要告诉她详细的情况。我感觉她对这个故事知道得远比我告诉过她的多，但是我没问她她是怎么弄清楚的。我知道的情况是：她的搭档是一位咨询心理治疗师，E的一位同事。

房间里越来越暗，会面就要结束了。我一直在谈，我知道苏珊也一直在听。

她小心翼翼地、巧妙地套出我的话，而我相信她。

"我只再见过他一面。"我最终说，回忆起当时的情景，"那是大约一年之后。

他在曼彻斯特心理治疗系的候诊室里。我差点没认出他来：他体重减轻了。他抬起头来，我们互相苦笑一下，说了几句话。"

他颓然地坐在角落里的一把椅子上。我一开始没认出他，他似乎比我记忆中的个头矮了一截。也许他试图避免与那些走进门的人对视——他认识他们中的许多人。

"你好吗？"我问。我本想说的是，我想念你。

"我一直在找教授看病。"E 回答说，"他一直在试图帮助我。"

从他的眼神可以看出，他在撒谎。我无法想象，E 和教授将如何相互沟通。

我觉得太尴尬了，无法逗留下去。我没有留下来和他说话，而是冲上楼去见我的医生。候诊室沉重的大门在我身后砰然关上，我头也没有回一下。当我一个小时后再次下楼时，他已经离去。

那是我最后一次看见还活着的 E。

那次会面的几天后，我给他写了一封简短的信，告诉他我和约翰相处稳定、幸福。我收到了邮寄来的一张卡片，正面印着五彩缤纷的、抽象的东方图案。

在里面的白纸上，E 用醒目的笔迹写了一条信息：虽然你总是否认，我认为他很重要。我为你感到高兴，祝你幸福。

～

"几周前，我把卡片撕了，然后把它扔了。"我告诉苏珊。

"为什么?

"因为我终于弄清楚他的所做所为——他被停职的原因。"

黯然无语。她等着我继续说出来。

"显然有几个人投诉了他。他为她们提供治疗，但是他建议，她们需要与他交往，以便完全治愈她们的病。"

"我能感觉到你很生气不是吗? "

"震惊。没错，真的是怒火中烧。"在内心深处，虽然我不想承认这一点，也无法鼓起勇气说出来，但我知道愤怒的一半原因是他不想和我扯上关系——我当时很想得到他，非常非常地想。

我可以承认他逾越了治疗的界限，破坏了他人的生活，我一想到他，就忍不住想尖叫和呵斥他，即使他没有当场见证我的愤怒。如此愚蠢透顶地浪费了天赋，造成了这么多的伤害：对他的家人，对那些信任他的人，他却滥用了治疗师的职权——还有对我。

"但我无法恨他。"我告诉苏珊。我只能对他的所作所为以及他的自甘堕落感到厌恶。

"那么你说你无法恨他……"苏珊继续说，"所以一定有某件事情，阻止你这样做。"

"原因就是，"我停下来，我脸颊上的眼泪让我惊讶，"他救了我的命。"

那是午夜时分，一个租来的公寓和一段破碎的关系。在我面前的桌子上有瓶开了盖的扑热息痛，我在琢磨着把里面的药全部吞咽下去。电话里传来的一个声音穿透了黑暗，恼羞成怒。

"如果你在这个时候给我打电话，你必须给我个交代，否则我轻饶不了你。"E说。

"我只是再也撑不下去了，没有什么值得活下去的。"

"所以你给我打电话。"他语气里的恼怒减少了，却增添了愤怒。

"所以……我想听听你的声音。我需要和你谈谈。"

"那就说吧，告诉我今天发生了什么事。"

"没发生什么事。只是……我只是觉得非常孤独。我忍受不了这种感觉。我可能会死在这个房间里，没有人会想念我的。"

"我会的，我会非常想念你。"他的声音穿过黑夜，实实在在地触动了我的心灵。"我无法阻止你，但我不想让你这样做。"

是的，E坏了规则，但是我也知道，歪打正着，正是他对一些规则缺乏尊重这一点恰恰让我活了下去。这使他能够让我参与自救，但只有在他的帮助下。理智上，我知道哀悼某人包含允许自己"记住好的和坏的回忆"，但是付诸实践时，与和事实联系密切的原始情感建立起联系又是另一回事。

⁓

"当我最初开始找E看病的时候，"我对苏珊说，"我记得告诉他在和爸爸相处的最后几年里发生的一切可怕事情：爸爸发脾气时常常打我，以及他死的时候，我感到莫名地释然，因为我不知道如何再跟他交谈。他是多么难以置信地专横，他让我常常感受到他的霸道。"

她抬起头来，用一双洞悉一切的灰蓝色眼睛看着我："愤怒的感觉……"

"是的。有时是冷漠的、空虚的、破坏性的愤怒。"

"有点像你现在的感觉。"

我深吸了一口气。我意识到，我迫不及待地想找人交谈，这是我几个月里都没有的迫切的感觉，以便打开抑制纯粹的情绪在内心高涨的阀门，释放出一些压力，但是我担心我会失去对自己的控制，正如我在过去的表现。

"你对E有这样强烈的感情，我并不感到惊讶。他对你很重要。他给你的东西，是你也许从来没有从你的父母，特别是从你的母亲那儿得到的。但我想，你从你爸爸那儿的确得到了某样重要的东西，我怀疑那样东西在你与 E 的关系上得到了强有力的体现，并且被重新发现。"

"他相信我，而我也相信他……但是……"

"他让你失望了，像你父亲过去做的那样，对吗？"

我们都沉默不语了。我努力去回想一次邂逅，许多年前在医院白色走廊尽头的那个房间里的那次偶遇，医院在高速公路附近。

"我记得和 E 的那段对话，不久他就消失了。我好久没想起那次相逢了……"回忆如潮水般涌来。

———

"我想了很长一段时间，你知道，如果你与父亲的关系在某种程度上是虐待……"E 说。

这种想法令我胆战心惊。我抬头看着他，准备摇头否定。

"你怎么会这样想呢？没错，他是打了我，但我认为不是你所指的那种虐待方式。"

他举起了手，打断我："不，我现在意识到它不是，但这是一种痛苦而复杂的关系。"他停了下来，我可以从他的眼睛里读到一种怜悯和深深的悲伤。"我现在猜想你父亲一定很爱你，但我也认为，他一定觉得无法告诉你。"

———

"最终他怀疑他是否会对任何人有所帮助，在发生了这一切后，在他自甘堕落之后，"苏珊的搭档很久以后告诉我很多关于 E

的事情，当我斗胆问他的时候。"但他真的认为他与你所做的努力意义重大，他希望治疗是值得的。"

我现在明白了，20多年以后，他所说的那番话是他给我的最宝贵的礼物：父亲经常生气，有时很伤心，但是这些情绪上的起伏都是由于他对我的爱无法表达出来而令他苦恼异常造成的，他对我的爱其实是非常温柔的。

通过移情的关系，以及我们在不知不觉中培养出的对一位治疗师的强烈感情，这些情感与我们已经失去的人有关，我们可以开始挖掘和解决那些复杂的关系，解决我们与那些已经去世但仍然萦绕在我们梦中的人之间的关系。

communication

沟通

有效沟通、协调差异是解决我们与至亲好友之间分歧的最好方法。因为即使人际关系的重重困难不是导致抑郁症的罪魁祸首，也可能会减缓甚至拖延康复。尽管我们有时不能如愿地进行沟通，但也不要贬低沟通的价值，更不能抹杀沟通的必要性。

　　我们大多数人都会同意，谈话可以愈合创伤。然而，谈话并不总是那么容易进行。

　　有时我们错失良机，没有吐露真正的心声；有时我们无法把自己的意思表达得清楚明白，而我们本可以或本应该表达清楚一切。为了倾诉衷肠，我们可以长时间地等待，却由于无法分享重要的东西而感到灰心丧气。当我们试图谈论对我们来说真正重要的事情时，我们可能又会担心情绪失控而痛哭流涕。

　　我有时想，我是如何最终走上沟通技巧教学这条路的。在我成长的家庭里，所有的成员似乎无法彼此谈论对他们来说意义重大的事情，亦或真正倾听别人想一吐为快的话。这就像我花了一辈子的时间，试图解决我个人的一个问题。我的一个朋友曾经观察过一位心理学教授，他费了很大劲儿才把车停在指定的停车位上。

他前前后后倒了几次车。他专门研究强迫症。双相情感障碍专家凯·雷德菲尔德·贾米森写了一本书叫《躁郁之心》，书中描述的是有关躁郁症的亲身经历。研究抑郁症是我生活中的另一面，我经历了为数不少的抑郁症发作。

小小年纪，我就培养出了察颜观色的技能，能够察觉出我原生家庭里的情绪温度。我学会了判断父亲的心情，什么时候可以和他说话，什么时候应该退回我的房间，销声匿迹。大多数时候，我避开了冲突，但不幸的是并非一直如此——尤其是当我受到批评的时候，我会当面顶撞我的父亲。这种察言观色的能力——为了自己的生存，辨别那些流露情感的言语和眼神——在我教别人感情语言时，助了我一臂之力。

我开始越来越多地回忆起过去。时不时地，我的脑海里会涌现出一个鲜活的记忆，让我重新回到十几岁的时光——通常是在与父亲交谈，每当我们试图坦诚相见时，不知何故总是以失败而告终。

在房子后部的起居室里，我们坐在煤气取暖器前。在我离家之前的几年里，我们经常一起坐在那儿，直到三更半夜。爸爸会烤火，暖和一下他那沾了油污的大手。

我们经常谈论政治：他总是向我谈起他作为一个叛逆士兵所

遭受的不愉快的经历，当时第二次世界大战刚刚结束，他应招入伍，原准备做点儿有用的事，没成想花了几年的光阴，在北威尔士的迷雾中引爆多余的炸药。他与我分享并且向我灌输了他强烈的社会不公正感和他对未来的看法。

我们是我那时所知道的，似乎有着自己的外交政策的唯一的家庭。

"你能给我拿些桔子来吗？"我父亲曾要求母亲。她从马路对面的蔬菜水果店回来，买了一些贴了"奥兹班"标签的桔子。这意味着这些桔子产自南非，一个我父亲憎恨的国家。

"我不吃这些桔子，"他说，当妈妈看起来好像无奈得要哭了的时候他随后又改变了主意，"好吧，就这一次，但是下次给我买巴基斯坦产的佳发牌柑橘。"

我们的外交政策比起南非更倾向以色列。

"有区别吗？"我母亲问。

我父亲耸耸肩，好像他不知道从何解释。

10岁的时候，爸爸给了我一本地图册。地图册封面是蓝白色的，由培格曼出版社出版。我们去布里斯托尔市旅行的时候买了这本地图册，它在支离破碎之前一直是我最珍爱的物品之一。我记得用防油纸把中华人民共和国的轮廓描摹到学校练习簿上。

"中国有一天会成为世界强国。"爸爸说。"没有人相信我，但是它一定会的。"

我开始回忆起那天晚上，我们谈了一会儿即将来临的总统大选。我们在房子前面的飘窗上贴了一张工党海报。我们的邻居总是举办地方选区保守统一党委员会会议，所以张贴海报是为了激怒他们。我们对此举动哈哈大笑，然后陷入了沉默。

"爸爸，"我最后说道，"我很害怕。"

"害怕什么？"

默默无语。

"害怕什么？"他重复道。

"你会……我的意思是，如果我没有考上大学，真的很重要吗？"

"嗯，对我来说没什么关系，真的不重要。"他发出一声长长的叹息。

"真的不重要吗？"

"难道你不想吗？"他问。

"想啊，"我说。我以为我想，"我只是很害怕。我一直感到很焦虑。"

"你必须学会放松。"

"我似乎做不到。我很紧张。"

"喂，如果你考不上，我不会瞧不起你的。"

"我知道。"我开始感到愤怒。我想让他担忧。我认为他想让我通过这些考试，不是吗？有时候我不知道我这样做究竟是为了我自己还是为了他，在故作成熟的幼稚举动下，向他表明我依然是他有双明亮眼睛的小女孩：化妆，男朋友，故意穿他看不顺眼的衣服。他为什么不说一些有用的或鼓励的话呢？

"我不知道该怎么办。"我说。我能感觉到眼泪涌出来。

"我真不在乎，无论你上还是不上大学！你究竟想让我说什么？"

我开始哭了起来。

"喂，不要伤心了……"

当我放声大哭的时候，他感到厌烦。我知道这一点。我赶紧用手擦眼睛，直到眼睛感到疼痛。

"雷，你知道现在几点钟了吗？"母亲插嘴道，在客厅门口探头探脑。

"我马上进去。"

当她砰的一声关上门时，父亲向我转过身来。

我们都装作好像什么都没有发生过似的。他没有动弹，丝毫不想起身去床上睡觉。

"再给我们调一杯茶，好吗？琳达……"我父亲是北方人。他总是说"调"，而不是"冲泡"或"沏"。

当他继续盯着炉火的时候，我起身去给他沏茶。

当我回来的时候，我们把话题又转回到政治。这个话题更安全，没有情绪地雷。但我没法不去思考他说过的话，或者没有说出口的话。

~

我像往常一样心不在焉，沉思默想着一些事情，而一位听众正在长篇大论地说着什么。那是 2002 年冬季，离我父母壁炉旁的情景足足过了四分之一个世纪，我发现自己身处北京心理健康研究所的一间冰冷的教室里。我访问这里的目的是教医生们学会与可能感到沮丧的人交谈。这是我过去常做的，并且现在依然在许多不同的国家做的事情。父亲送给我第一本地图册多年之后，我开始实现我周游世界的梦想。

从伦敦飞来的 12 小时旅程，让我仍然在倒时差，我发现自己很难集中注意力，因为我一个汉字也听不懂。在房间的一侧，我看到我的同事在打瞌睡。外面，透过落满灰尘的窗户，我看到灰色建筑物的轮廓，到处点缀着黄色和红色的横幅广告，新商店和餐馆的这些横幅更凸显了街景的统一。

　　"这是位共产党干部。"翻译陈力在我的左耳边低声说道，这时房间后排的另一个男人站起来说话。

　　"他在说什么？"我问。

　　我们刚刚做了一个有关抑郁症的讲座。不习惯互动课程的听众提问题时反应迟钝。他们大致分为科室里的年轻医生——坐在前排，充满热情，对我所说的内容感兴趣，和年长的，更为保守的学者和各级共产党干部。领导们到现场是来观摩的。站起来的是一位后排听众，他不是想提一个问题，而是在发表讲话，从那些坐在他周围的人的恭敬点头上判断，那是一席重要的讲话。

　　课程告一段落后，我抓住机会捧着一杯绿茶，暖暖手。

　　"我们现在要做什么？"陈力问。

　　"你能为我翻译吗？"我跟他确认。这是一个漫长的过程。翻译我的一些话时，陈力似乎比我说得要简短许多，而有些话他翻译起来却颇费口舌，非常耗时。

　　偶尔，他会回应突然的插话，而我不得不问提的是什么问题。陈力不是一位专业翻译，而是一名医生：科室里一位年轻而自信的成员，他对事情有自己的见解。我们转向听众。

　　"我想找一位准备进行角色扮演的医生，模仿自己的病人。你们能从这样的练习中学习到很多知识，发现扮演与医生谈话的病人时，到底会有种什么样的感觉。"

我不知道陈力在说什么，但根据他挥舞的手臂，我似乎猜到他在试图劝说某位医生志愿参加。

"我愿意。"一位年轻的女士用英语说到。她腼腆地笑了一下，她叫宋玲。她用结结巴巴的英语夹杂着不太标准的普通话，告诉我们她是附属医院的血液学专家。她扮演的病人是一位年轻女子，她一直在治疗这位患者的白血病。

"会诊让病人心烦意乱。"陈力解释说。

"我告诉她治疗方案，但没有疗效，"宋玲用英语，很快补充道。

"那么有谁愿意主动扮演医生吗？"

一位年龄稍大但妩媚动人的女人举起她的手，她梳着染成棕色的洋气发型，涂着红色光泽的唇膏。她之前已经用英语提问了一两个问题。她告诉我们她的名字叫米歇尔。

当小组其余人喝茶时，我们退到位于后面一个小房间里的电视演播室。

我们在技术员的帮助下录制了会诊过程，他是一个说话非常简练的人，似乎黑暗的控制室比阳光满屋更让他感到舒适自在。我坐在两栏电加热器前，在视频监视器上观看会诊。

宋玲假扮成她自己的病人：一位26岁的大学教师，已婚，有一个备受宠溺的独生子。她似乎很容易就融入了这个角色，扮演她头一天在诊所里见到的那位患者。米歇尔的任务是透露实情，白血病复发，任何进一步的治疗都不可能有效。

已经尝试了一切治疗手段，对病人来说已经回天乏力，无可救药了。

从一开始，我就不需要说或理解普通话，我意识到一切都进展得不顺利。米歇尔滔滔不绝、口若悬河。她似乎在喋喋不休，不给宋玲一个开口说话的机会。陈力在我左边，直接同声传译。

"她在说，"陈力解释道，"'将来的病情发展就是如此。我不得不告诉你，我们无能为力。这些都是我们迄今为止所尝试过的治疗方案，我们已经尝试过化疗和……'"

米歇尔非常喜欢一一列举。她对自己掌握的只是很有自信。无论在言语上或举止上，她都没有展现出她理解病人可能有的感受，甚至没有留意病人是否在听她说。

突然，宋玲大发脾气。"我就是不喜欢你告诉我的方式！你告诉我，我没有希望了！"她大声嚷着，紧紧地抓着椅子扶手。

"好吧，那么让我再解释一遍……"米歇尔开始说。在给病人提供了更多的信息后，她终于问道："还有什么我能告诉你的吗？"

"不，谢谢你。"

宋玲双手捧着脸，颓然地坐在椅子上，感觉相当悲凉。

我打开门走进演播室。

"好啦，你们现在可以不扮演角色了。"我对她们两人说。

"谢谢你。"米歇尔自信地笑着说。

宋玲仍然看上去凄然欲泣。

"你还好吗？"我问。

"还好。"她掏出一块手帕，擤了擤鼻涕。

"在加入小组之前，我想让你们俩告诉对方，你认为这次会话进展如何。你认为什么进展顺利，米歇尔，还有你在哪些方面可以再改进一下？还有，宋玲，问你同样的问题：你认为医生在什么方面做得好，在什么方面还有不足之处？"

在陈力确保她们都清楚了这个任务之后，我再次关上了演播室的门。"我认为他们需要私下谈谈这一次会话。"

一小群志愿者聚集在阶梯教室的前面，渴望看到我展示沟通技能教学中运用录像来进行角色扮演练习的方法。前排的年轻人都热衷于参加，而后排年纪稍长的人则看起来百无聊赖。当我们开始的时候，他们中的一个人起身离开了。我注意到正是那个给我们发表"演讲"的人。他朝我垂首，板着脸，我也低头示意。

"这是你第一次在视频上看到自己对别人进行会诊吗？"我问米歇尔。

"是的。"她回答说。我注意到，宋玲远远地坐在小组的另一边，即使她和米歇尔一起走进房间。我做了个深呼吸。我知道这将需要我采取所有的外交技巧，它将会比平时难上一倍，因为需要等待翻译。比我年长一些的同事从房间的一侧狡黠地向我微笑，他已经坐在他先前的位置上了。我把这当作我自己的个人挑战。

"我的方法是，我们把同事制作的录像带当作一个学习的工具。与那些悲伤的人沟通不止有一种正确的途径，而是有很多途径：一些会有帮助，另一些则不是很有帮助。

相互学习可供选择的其他途径。明白了吗？"

在陈力翻译完我说的话之前，好几个人都点了点头。我意识到这个小组对英语的掌握比我对普通话的理解要好。

"我们在这里并非要判断这次会诊是好还是坏，只是想出办法，在关键节点上，使事情出现可能不同的进展。你本可以做得或说得更好一点？你会怎么措辞？我会不时地暂停录像带，问你们问题，但如果你们中有任何人想停止面谈的话，请直接要求。米歇尔，在我们观看录像的时候，你有什么特别想让我们考虑一下的吗？"我问。

"没有"她冷静地用英语回答，但她的声音听起来有一丝恼怒。

在接下来的 45 分钟内，我不得不努力保护米歇尔免遭小组里更年轻成员大声叫嚷的批评。

"但是看呐，她根本没在听！"坐在宋玲旁边的那个人生气地喊着，似乎好像他已经扮演起宋玲保护者的角色，无论她是否愿意。

"好吧，"我说。"在这种时候，在这次面谈中，你会说什么？"

他愣了一下："我想我会说，'你看起来非常地心烦意乱和忧心忡忡……'"

宋玲转身面对他，莞尔一笑。

他回她一个微笑。

"是的，我认为这是一种可能的途径，一个很好的途径。"我评论说。"你意识到她心烦意乱，而她需要知道你可以看出这一点。你可能不得不告诉她。还有更多的建议吗？"

"她用了'恐惧'这个词。"陈力用英语对我说，"我想知道她所谓的'恐惧'是什么意思。她内心的感受如何？"

"是的，"我说，"你能把它的意思告诉这个小组，万一他们不明白呢？"

我们就这样继续着，一步接一步地。依赖一名翻译来进行教学相当不易，但是即使在翻译最顺畅的情况下，有效的沟通往往也非常困难。有时候，我找不到贴切的词来表达我想说的话，即使是用英语。我们尽力保证每个人都能够理解，当课程继续进行时，我看到宋玲开始放松。虽然她没有提出任何建议，但我可以看出她在认真地听，她的同事们不仅认可了她的痛苦，而且还显示出他们能够从容地应对这种痛苦。

"那么我们学到了什么？宋玲，这是你现实生活中的病人。你从再次扮演她的场景中学到了什么？"

迟疑片刻之后，她脱口而出，清晰响亮，带着些许轻微的颤动。她慷慨激昂，与当初自愿参加练习时的那个害羞的年轻女人判若两人。

"我知道了没有人听你倾诉的滋味。我真的强烈地感受到了这一点，因为我现在意识到我当时也没有听病人倾诉，我的病人。"她看了看米歇尔，而该组成员都转身看向宋玲。我可以看见他们眼中的理解和谨慎的钦佩。"当我面对她时，我认为我没有听她诉说。我只是告诉她我所了解的情况，我认为她需要知道的情况。我甚至没有问她是否需要知道其他的情况。我给她下了死亡判决书，但是我认为完全没有必要以那种形式。我只是不停地告诉她病情。现在我更加明白了我必须要做的事是什么。"

这个小组成员与其说是在学习一门新的语言，不如说是在学习如何与他们自己的人性重新连接。他们需要排练这些台词，考虑这些话语的力量，尝试是否有可能说一些不同的话语——另辟蹊径，采取不同的沟通方式。对宋玲来说，学习过程异常痛苦，却行之有效，因为她已经被深深地触动了。她切身体验到了痛苦、绝望和愤怒。我希望这对她来说是一个建设性的经历，小组提供了一个放松心情的、情感上关注的，却富有建设性的会话——这个会话，反过来，会让她自己的病人受益。

总结教学课程，给小组一个积极的、肯定的评价，是我的职责所在，特别是米歇尔，她冒着风险，向我们展示了她向患者提供咨询的实际情景。

"米歇尔，"我说道，"这届课程对你来说不容易，但你对小组掌控得很好。"

"是不容易，"她耸了耸肩，"但我想说的是，我其实不会真的这样做，只不过这种方式对我们来说可以更好地学习一些东西。"

没有人质疑她的这一番话，即使我强烈怀疑这是真实再现。

我也学到了一些东西：在亚洲保全面子非常重要，至少在公共场合，不必承认你犯了错误。

但是这种情形不仅仅限于东方。

我和父亲都同样地顽固和骄傲，即使在私底下，我们也不愿承认我们的错误和弱点，不能够通过谈话和倾听来解决我们的分歧。对那些有争议的事情，我们从来没能够有效地沟通。父亲和我一直都死要面子活受罪，甚至死后也要保留颜面。

交谈，倾听对方的意见，协调差异这些方面的能力都是人际关系中的基本要素。抑郁症的核心往往在于解决与至亲好友之间的分歧时所遇到的重重困难。即使这些困难不是导致抑郁症的罪魁祸首，它们也可能会减缓，或者甚至拖延我们的康复。有时候，我们不能如愿地进行有效的沟通，但是这不应该成为阻止我们尝试的理由。不能因为沟通可能不够完美，就贬低沟通的价值或者认为没有沟通的必要。

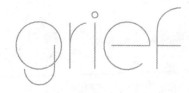

CHAPTER 15

悲伤

自从索比亚与丈夫私奔以后，她就失去了在那个家庭中的位置，也失去了为母亲的去世悼的资格。家人的绝情让她的丧亲之痛与日俱增，进而陷入抑郁，甚至想要去陪伴母亲。如果悲伤每天能减弱一点，她就用勇气放手前行。

在经典著作《哀悼与忧郁》中，弗洛伊德把抑郁和悲伤联系起来，假设在挥之不去的悲伤中，我们失去的亲人的形象与我们自己的"自我"融合在了一起。当愤怒被内化和向内针对这个崭新的"自我"的时候，忧郁症，一种重型抑郁症，就会产生。

我们可能不仅无法哀悼已故之人。而且无独有偶，当我们不能接受失去我们珍惜的其他东西时：人，思想，信念和希望，我们同样无法哀悼它们的逝去。

治疗会变得异常困难，因为在开始感到悲伤的过程中，反而会觉得治疗师试图掠走你唯一留下的美好的、鲜活的记忆，为了妥善保管，你把记忆封存在内心深处。精神分析学家达里安·利德谈到，哀悼时我们为亡者感到悲伤，但是忧郁时我们似乎与亡者一同逝去。

"我可以教你们悲伤。"当我们在炎热的夏季中煎熬的时候，我跟年轻的医生们说了这番话。从离这儿不到一个街区远的餐厅逸出的咖喱香味，透过窗户轻轻地飘了进来，穿透城市煤尘落下的细雨在窗玻璃上留下一条条痕迹。我们 30 多人待在一楼的一个狭小的会议室里，透不过气来。2004 年曼彻斯特一个异常温暖的晚夏的午后，没有空调，但我仍然可以吃下一份印式炖羊肉，一盘咖喱鸡肉饭和一品脱拉格冰啤酒，啤酒杯上凝结的水滴在滴落。

我在那个学期教的是一群形形色色的学生。一群年轻的巴基斯坦人坐在我左边的一张桌子前，嘻嘻哈哈地相互开着玩笑。每个星期在我右边，坐着一位很帅的西班牙人，长鹰钩鼻，从他亚麻外套卷起的袖口判断，他年纪好像和我相当，应该记得原创电影《迈阿密风云》。一位苗条的年轻的葡萄牙女子坐在他的左侧，右边是一位朴实的北方姑娘。在后面，两位局促不安的年轻女性穿着深绿色长袍，全身裹得严严实实的，在一位穿着深 V 衣服、涂着珠光唇膏的美女面前，她们在精神上相互打气，美女正在和一个身材高大、金发碧眼的德国人聊得起劲。他们都有一个共同点：想成为英国的全科医生。

"所以，"我问道，"悲伤有哪些阶段？"我站在白板旁边，手里拿着一支绿色的记号笔，准备书写。

坐在后面的那个德国人大声回答，口音很重，语调单一："否认、愤怒、讨价还价、沮丧和接受。"

"嗯，这是从一种角度来看待人们经历的悲伤阶段，"我回答说，"但是我认为不要太从字面上去理解这些阶段，这一点非常重要。不是每个人都会经历所有的阶段，而且也不总是按照那个顺序。我更倾向于 3 个大致的阶段。"

我喜欢凡事用 3 来总结，这样能让事情变得更简单。

"第一个阶段是麻木或震惊，那个人已经死了，但你还没有接受该事实。"我知道这种感觉。在听到父亲去世的消息之后，对于我在爱丁堡头几天的情形，我仍记忆犹新。接着是急性悲伤反应阶段，一种绝望的渴望、悲痛和许多我们原本会称之为抑郁的症状。它可能看起来像抑郁症，但是有些人可能会听到死者的声音或者有时他们甚至认为他们看见了死者。然而，这都是很正常的。"

"这个阶段会持续多久？"一位女生问。

"嗯，因人而异。至少 3 个月是正常的，但它可能持续更长的时间，也许 6 个月。最后是第三个阶段，丧亲的人开始自己的生活，继续向前迈进，建立当下的新记忆而不是只沉湎于过去。这就是所谓的接受阶段。"

"6 个月。"有人在教室后面窃窃私语。我看不见是谁在说话，因为他们继续说道，"往往要花比 6 个月更长的时间。"

"确实可以。"我赞成道，"悲伤是丧失的一种完全正常的心理反应。对大多数人来说，悲伤会随着时间的推移而消退，但是对有些来说，悲伤不会消失。怎么区别正常的和异常的悲伤呢？"

"被困住了，生活停滞不前，"有人主动说道，"有自杀倾向。"

"谁能告诉我们，你们看到过谁无法悲伤吗？"

无人吱声。

"好吧，让我告诉你们，我治疗过一位病人，他无法感到悲伤。"

我坐在一张桌子边缘上，努力抑制对幻想中的令人心动的冰啤酒的渴望。"我见过一对夫妇，他们在一次悲惨的意外事故中失去了他们的儿子。他们眼睁睁地看着他被杀死。可想而知他们是多么愤怒和痛苦。似乎你无能为力，无法吱声或动弹，因为你无法想象这样可怕的事情发生在你身上。你甚至不会希望它发生在你敌人身上，所谓己所不为，勿施于人。"我起身站了一会，来缓解我腰背部的僵硬，然后又坐了下来。我知道这个故事深深地吸引了他们的注意力。我常用同样的招数，屡试不爽。

"但是我永远不会忘记的是，这个男人，也就是父亲，在谈论儿子时，胸口会痛。他没有哭泣。他的声音里甚至听不出伤心。他十分自制，冷静沉着。但是当他谈到他的绝望时，他攥紧拳头，捶打自己的胸部。"

当我说话的时候，我感到我在捶打自己的胸口，出于同情。

"他被完全困住了。他的情感被锁在内心深处。他的胸口、心里感受到的丧亲之痛，和他儿子死去的那天感受到的一样，一如昔日。什么都没有改变，没有变好，如果真有什么变化的话，那就是越来越糟糕。"

"这是多久以前发生的事？"西班牙人问。

"我见他的 4 年或 5 年前。我现在记不清楚确切的日期了。"

"那么有过好转的迹象吗？"他想弄明白。

"我希望经过一段时间之后出现好转，但是我不知道。他只是不相信我能帮助他，所以不久他就不来治疗了。他以为我想夺走他对儿子的记忆。"

一个人需要花上一辈子的时间来接受另一个人的死亡，真是匪夷所思。终身与照片相伴，在心灵的影幕上一遍遍播放着这些照片。我们随身携带的照片是我们挚爱过却又痛失了的人的肖像。忘却那些肖像可能看起来像是一个进一步的侮辱：记忆最终泯灭，无论是痛苦的还是快乐的记忆。

父亲去世的时候，我没有守在他身边。我不知道发生了什么，不像我的病人，他亲眼见证他孩子骇人听闻的死亡——我告诉自己，相比较而言，我的情况应该更容易些。我没有看见他在痛苦中捶胸，听到他哭泣，或者看见他倒下。但是在我的脑海中我重播他死亡时的情景，如我想象的那样，在过去的几年里反反复复地播放，我竟然相信在某种程度上我身临其境。

情景如下。

我回到了 18 岁以前我从小长大和生活的那座房子。我待在厨房里，这永远是我生命中的第一个厨房。这是一间开放式的大厨房。我看到它的许多不同的装饰风格：色彩鲜艳的 20 世纪 60 年代风格的窗帘，落了灰尘的百叶窗和廉价的复合家具或者一张实木餐桌。我看见厨房里的一块地方贴的深蓝色墙纸，这个地方也作为我们的日常起居室。

我已经超过 25 年没看到这间厨房了。我猜想它还在那里，在我长大的斯凯格内斯那个地方，但是它也在离我更近的地方，时间凝固，在我心里的某个地方。

它永远不会放开对我的控制，无论我在时间或者空间上离它多么遥远。

正是在这个房间里，位于厨房角落的煤气炉火前，我们过去常常坐在那里高谈阔论政治直到夜深人静，我看到爸爸在 30 年前寒冷的一月的一个早晨穿好衣服。除了电子挂钟的嘀嘀声和煤气灶上水壶发出的嘶嘶声，一片静寂。在冰冷的卫生间，他这个星期第一次刮胡子，他把一间朝北的旧食品储藏室改建成了这个卫生间，他穿着衬衫和宽松的白色衬裤，站在壁炉上方悬挂的超广角镜子前，正在打领带。他讨厌戴领带，所以他正拼命摆弄着，因为妈妈不在身边，无法为他抻直领带。他停了一下，眯着眼睛看着镜子里的自己，他太骄傲，不愿去检测他的视力。他真的需要戴上老花镜来看近距离的东西，但是他坚持借我妈妈的眼镜来读报，尽管他知道这副眼镜让他看起来挺可笑，眼镜两侧各有一个上翘的的小造型。常年的户外工作导致他的皮肤黝黑，曾经的一头乌发，转眼间变得花白，他看上去比他 52 岁的实际年龄要苍老一些。

在他旁边褪色的蓝色长沙发上，在冬日早晨半明半暗的光线里，我看见他的运动夹克和裤子放在那里。我妈妈提前替他把衣服取出来，摆在那里，好让他穿了去上班。

他执着地认为，即使你生病了，也必须穿着体面地去看医生。当妈妈那天早上离开家的时候，他还未起床，过去的那个星期的大部分时间他都躺在床上。他的上背疼痛难耐，甚至有时呼吸都困难。但他并没有向医生坦白这一病情，医生在一番拨弄检查之后，尽管他有心脏病史，也只是怀疑他患有腰椎间盘突出。

他遵医嘱休息了一个星期了。但是今天他下了床，打算去外科见他医生的搭档，因为他需要弄一张病假条。他穿戴整齐时，水壶还在烧水，准备沏最后一杯茶。

当人们发现他躺在火炉前的地板上的时候，水壶早已烧干。

我父亲死后，最初我心里充满了强烈的内疚感。我告诉自己，我本应该回家去挽救他的性命。当他穿上衣服去看医生时，他突发心肌梗塞。我花了 5 年的时间接受培训，为了成为一名医生，但是最终，我却无法挽救我父亲的生命。那么我接受教育有什么用呢？我有什么用呢？然而，可怕的内疚感和悲痛欲绝并没有停留太久——我不允许它们逗留。我把它们推开，推到我内心深处，然后埋葬了它们。很长一段时间，我无法像正常人一样感到悲伤。

从斯凯格内斯到波士顿有 23 公里，是距离最近的大城市。即使地面完全平坦，公路却蜿蜒曲折，好像沿着最早由中世纪一位喝醉酒的农民踏出的某条小路行驶，这个农夫在黑暗中找不到回家的路了。这是灵车在那个寒冷的一月早晨行驶的路线——从斯凯格内斯的殡仪馆到波士顿火葬场。这是一栋现代化的混凝土建筑，毫无特征或者缺乏历史，完全适合举办简短的仪式来纪念父亲在火焰中逝去。火化或葬礼是向死者告别并开始哀悼仪式的一个重要组成部分，但是这个呆板无聊的仪式对于我来说没有起到丝毫作用。

"他一定会讨厌这种仪式。"当圣公会牧师唠唠叨叨时，我对母亲说。"这个笨蛋甚至不认识他，却在说他是一个多么好的人。反正他是一位无神论者。"

但是妈妈没听我说话。她转过身去审视在房间后面聚集起的人群。"这些人都是谁？"她说。她几乎看不清楚，因为她的双眼哭得又红又肿。

"他们一定是单位来的人。"我说，认为他们一定是来自他去世时工作的那个工厂。"他从来没有准时去上过班，他从来没有赞美过任何一个人——称他们都是些奴颜婢膝的人和拍老板马屁的人——但他们今天都来到了这里。"

"也许他们尊重他。"约翰叔叔说。

而我知道他在某种程度上说对了。他们每个人可能都欠他点儿什么。他帮助人们，因为他知道如何去做事情。他非常务实，车库里他的工具装得满满当当的。但是正如他个人极富天赋，他也同样无法容忍其他人的失败，包括我的失败。

他永远无法理解他的工头蒂姆，竟然会被一个圆锯锯掉手指。他认为这太不可思议、太粗心大意了。

而蒂姆就站在那边，手中拿着帽子，来此向他表示最后的敬意。他举起一只手向我们示意，我看到他左手的两根手指头缺失了。哦，爸爸一定会享受这一时刻。

—————

"为什么有些人无法正常地感到悲伤？是什么阻碍了他们？"

我仍然热爱教学，因为年轻的医生们总是那么充满困惑。他们不会轻易放你一马。他们想知道答案。

"有很多不同的理由，"我回答说，"如果死亡突如其来或者令人特别痛苦，就可能发生这种情景。同样，如果没有发现尸体亦或最常见的，如果你与死者的关系复杂，都可能成为原因所在。"

死亡甚至没有开始正确处理我和爸爸之间的关系，我知道这一点。

"有些人无法感到悲伤，因为他们无法接受人已经逝去，而其他人陷入真正的急性抑郁阶段，并且感到越来越痛苦，甚至想去陪伴死者。一些人陷入一个把死者理想化的阶段或者会对回天乏力的医生们感到愤怒。"我停了下来，环顾房间，看看我说的话是否引起了特别的共鸣。"其他人只是停止悲伤，埋葬他们的情感，因为他们不敢处理情感。"

这是我所知道的在很长一段时间里我的做法。

我们的课程已经接近尾声。我与索比亚对视了一下，她是一位年轻的亚洲女人，一直坐在研讨室的后排座位上，我想起她问过她是否可以在下课之后和我见一面。她的头发剪得很短，很时尚，她鼻孔上戴着小钻石鼻环。我猜想她是否就是之前那位质疑公认的悲伤持续时间有效性的人。

"你想和我谈谈吗？我们去我的办公室好吗？办公室就在走廊的那头。"我指了指门。

当索比亚扭头看向窗外的夏日阳光的时候，我注意到她眼中闪烁着的泪光。然后她转过头来，试图微笑。

"我知道失去是什么滋味。"她说，"我的家人都在巴基斯坦，但我没有收到他们的来信。"

"这听起来很伤心……"

"我的家人不赞成我嫁的人。"她停了一会儿，擦了擦眼睛。"他们想让我嫁给我表兄。我们私奔，离开了那个国家。我没有听到他们的消息，除了从我的妹妹那儿知道我母亲去世了。太可怕了，我觉得很内疚，因为我不在她身边。"

"到现在已经有 3 年了，我父亲从来没有回过我的信，就好像他们对我无动于衷，权当我死了一样。"

"那一定很难。"

她把脸埋在手中，开始哭了起来。我们默默地坐了一会儿。然后，她又开始说话了，几乎是悄声细语："我忍不住去想念他们，我不知道如何忍受这一切。"

"我一直沮丧万分。他们对我没有任何反应。"当她再次诉说这个痛苦的念头的时候，我看到她在畏缩，好像在打自己，或者在邀请我看不见的别人或别的什么东西来惩罚她。

"我想，"我主动说道，"也许你还没有哀悼你母亲，因为所发生的一切？"

我很清楚，索比亚不仅失去了母亲，而且失去了在那个家庭中的位置。这是特别难以接受的"双重损失"。

她告诉我她决定在她的职业生涯中取得成功，并且解释说，她的丈夫——大学的一位研究员，支持她，但是一直很难接受她家人的绝情。对她来说，想起过去太痛苦了，我也感同身受。

"我的全科医生说，我必须尝试谈论它……"

"是的。"我回答说，"谈话很重要，拿出你的照片，回忆过去的事情，无论好和坏、快乐的回忆和悲伤的记忆，但是说起来容易，做起来难。"

"我的童年是快乐的……我很爱我的母亲，我想念她。我一直以为我会再见到她。现在每一天似乎越来越痛苦，因为我想有我自己的孩子。但我无法想象自己成为一位失去了亲身母亲的母亲……我有一张她的照片。"擦干眼泪，她从手提包中掏出一张皱巴巴的照片，照片上是一位穿着传统印度沙丽克米兹的女人。

我可以看到相似之处，她毫无疑问地是她母亲的女儿。我说了在这种情况下我通常说的话：我不适合参与治疗我的学生。

"我认为你确实需要谈话，但是你需要帮助和支持以便使你能够做到这一点。你会考虑去看一位你能够交谈的人吗？一位咨询师？也许先和你的医生谈谈？"

她抬头看着我，低声说："我知道我必须这样做。我不能像现在这样继续下去了。"

与索比亚不同的是，我可以回家了，虽然回家是我逃避了很多年的事情。我现在知道，我当时学着经受我生活中的损失，通过从不回忆、从不说再见的方式。

然而在这一过程中，我失去了更多——不仅有那些我不想回忆的事情，而且有美好的回忆。在我收藏的回忆录中，它们与痛苦的回忆交错，这意味着我几乎成了一个没有过去的人。

一个秋天的下午，我和约翰终于驱车赶回我家乡，那时我已经准备好再一次重温过去。这个地方发生了变化，但是这是预料之中的。我们发现寄宿公寓和私人旅馆被改建成了寒酸的小公寓。镇子似乎在衰落，陷入了致命的休眠状态。

我不想在那里、那儿有太多的幽灵，我还没有准备好面对它们，我能听到这些幽灵在我居住过的林荫道两旁的树木之间喋喋不休。他们在角落里低声说："你真的准备好回来了吗？"我们转身走了。我无法面对那幢老房子和它的死气沉沉。我还没有完全准备好面对这一切。

꩜

我最喜欢的地方一直在别处，镇子南边几英里的地方，沃什湾周围的沼泽地非常平坦，可以一直望到天边。约翰和我沿着铁路路基一直走向直布罗陀海峡。站在长满荒草的路堤上，我们看着缓缓流淌的河水，河水由于淤泥堵塞而变成了褐色，在天然堤间蜿蜒缓慢流淌——流经年代久远的、石砌的边防站，水警塔孤零零地矗立着——汇入遥远的大海。田野里，小巧的农舍星罗棋布，散落在成排的白杨树之间。狂风飞舞，举步维艰，而这些防风林减缓了风力。长长的排水堤坝把自然风光划割成了人文景观设计。海阔天空，无边无际，无处藏匿，光芒万丈。我被震慑住了。

当我十几岁的时候，我们来过这里一次，我父亲和我，拿着一个大玻璃瓶收集池塘水。我可以想象爸爸大步走在我前面，他的步态笨拙，外八字，身体两侧的手臂几乎没有摆动。我们一直走到道路尽头的一块牌子前，上面标示着自然保护区从这里开始。那里有一个湖，爸爸下到水里，给玻璃瓶灌了半瓶的水。看不到太多的风景。水呈淡绿色，散发出腐烂的水池草的令人作呕的有机气味，但是后来，当我在显微镜下检验一滴湖水的时候，发现整个生物体的复杂的世界存在于一个微小的球体，那是超越这一个世界的另一个世界。

"你需要这个做什么？"他问。

"这是我的生物学课题。"

"他们有时会问我，你知道是上班的时候，你在文法学校还好吗。"他停了下来，看着地面。"但是我从来没有透露过。"

我从来没有问他为什么。也许我本应该问的——我可能会更多地了解到为何他觉得有必要对我的进步保持沉默，即使我知道进步让他很高兴。也许，尽管他公开宣称自己是社会主义无神论者，但他从小受卫理公会影响，被灌输了这种极端的谦虚思想。或者也许他经历了同样的矛盾，一方面冒着不再对应得的成就感到自豪的风险，另一方面伴随着自卑，被消极的、无情的内心对话所拖累。我从他那儿继承了这种矛盾心理，并且终身都在努力克服它。

三十多年后，当我和约翰回到家乡的时候，一条新的木板人行道蜿蜒通向沙滩，穿梭在灰蓝色的沙棘和荆豆丛之间。当我们最终到达岸边时，海浪拍打着洁净的沙滩，我在沃什湾的海水里洗脚。海水寒冷，但是可以清洁肌肤，净化心灵。大海可能一直是冷酷无情和不可预测的，但是它总能振奋我的精神。我记得我小时候经常和爸爸在夏季的夜晚一起来到这个地方，看他在大海里游泳。一幅幅画面如潮水般涌入我的脑海。

"他总是坐在那边的沙丘上。"我冲着约翰大声说，"他喜欢这里，他是位游泳健将。"

我回忆起他晒黑的肩膀奋力地游向大海。那时和他在一起的感觉是多么的安全。我是那么爱他。有一会儿，我看到爸爸再次出现在那边，离海岸稍远的地方，那是他也喜爱的地方。犹如生龙活虎，他挥舞着棕褐色的长臂向我招手，浑身湿漉漉的，在夕阳中闪闪发光，然后他开始游回到我身边，顶着试图把他拖向南方的强力水流。

在父亲去世后的很长一段时间里，我无法接受失去父亲的事实。我会永远想念他。

悲伤意味着不得不放手前行，当你能够做到这一点的时候，你就有可能回忆起你所失去的真实的他们——不再是一个被你理想化了的圣人或者是一个让你发泄愤怒和失望，并且被你诋毁的人，而是作为一个复杂的、有血有肉的、实实在在的人。

我只有一张爸爸的照片，那是在我离家去上大学之前拍的。他穿着粗糙的衬衫站立着，搂着我母亲，他的手被她紧紧地按在她的臀部上。我站在他的左后方，皱着眉头望向太阳，弟弟伊恩站在我们前面。艾伦一定是在给我们拍照。爸爸脸上是不易察觉的微笑，神秘莫测，仿佛他知道一个我们大家都不知道的秘密。

在他旁边，妈妈的笑容看起来很勉强，好像我们刚才所有人都吵了架似的。随着岁月的流逝，这幅照片，像我悲伤的强度一样，逐渐消失在灰色的阴影中。我现在明白了，爸爸最终是我的守护天使。如果不是用言语，那么他就会用行动教会我爱的持久力量，并且帮助塑造了今天的我。

索比亚继续参加那个暑期的研讨会。在最后一节课结束时，她落后了一会儿，只是为了和我说话。

　　"我只是想说声谢谢，你之前告诉我去寻求一些帮助。"她试图微笑，但是眼神里没有一丝笑意。她的眼神仍然透露出我之前看见的悲伤，但是她的声音里有着一种希望，上次我们交谈时我还没有察觉到的希望。

　　"我开始去看治疗师了。我已经写信给妹妹，她又和我联系上了。我不能继续像以前一样生活了。也许我再也收不到父亲和哥哥的来信，但妹妹说她很想我。她不想忤逆家人……但是她会和我保持联系。"

　　"我很高兴听到这一点。"我回答说。

　　她抬起头来看着我："疼痛感比以前减轻了一点……只是一点点。"

　　我相信悲伤的轨迹很重要。如果今天的丧亲之痛像15年前一样刻骨铭心的话，那么就没有取得进展。没有进展的另一个显著标志是感情越来越强烈，而不是越来越淡薄。哀悼受到挫败，就变成了忧郁。如果悲伤每天减弱那么一点，在1到10的数值范围，其中10代表曾经悲痛欲绝，那么你就在取得进展；你开始再次拥抱日常生活，憧憬未来，你开始让过去随风而逝。

CHAPTER 16

learning how to
live in the present

学会如何活在当下

安娜的抑郁症虽然已经恢复得不错，但依然为要在工作中应付同事与
老板而担忧。不得不应对自己的消极思维这件事困扰着她，让她乱了
方寸。但当她像其他人一样按部就班地生活，不再去想如何应付的时
候，生活变得更有意义了。

在生活中不同的节点，我们可能需要不同类型的疗法来治疗
抑郁症。通过心理动力疗法来接受过去，在某个时间段可能是正
确的方式，但是另一个时间段可能需要认知行为疗法，它旨在提
供我们日常生活的应对策略。

我的一位病人安娜，在悄悄地看了一位心理治疗师几年后，
被推荐来找我看病。

"我现在能更好地理解我与父母的关系了，我会说我在家里
和丈夫的关系容易得多了。"安娜说，"我明白自己为什么沮丧。"

"但是……"

她停下来，仔细检查了一会儿她啃得光秃秃的指甲，它们和她光鲜靓丽的外表看起来格格不入。我看得出来她对自己的照顾相较几个月前要好得多。"嗯，我会说我现在对未来感到不那么绝望了。不知何故，现在的生活更有意义。我意识到我与我父亲和母亲的关系是如何造就了今天的我。治疗帮助极大。"

　　"这很好。"

　　"自从改了药物治疗，我睡眠情况也改善了，但是我仍然觉得只是应付日常生活就够困难的……我担心人们在办公室里的议论，担忧要应付我老板和她交代的事情……有时我觉得自己再次向下漂移。"

　　安娜曾经患有相当严重的抑郁症。虽然她现在已经恢复得不错，但她似乎仍然没有恢复以前的干劲儿和精力。尽管如此，她还是一位外表自信、精明能干的办公室经理。

　　"也许我们该回顾一切，尝试不同的疗法了。"我建议，"认知行为疗法怎么样？"

　　对于许多人来说，如第一章中的理查德，认知行为疗法（CBT）中的行为部分是帮助他们开始感觉更好，让他们重新与世界接触的关键。认知部分关注的是挑战有关自己、世界与未来的无益的想法，而我们这些抑郁症患者似乎有大量类似的想法。这些想法不仅会触发我们的沮丧情绪，而且有助于保持郁闷的情绪。

　　我反复思考和其他人的谈话及互动，在我的脑海里一遍又一遍地倒带和重放。我的新心理医生 V 医生想给我推荐一位心理学

家，专门来帮助解决我的抑郁性沉思。我起初不太相信。

"我不知道我是否想去看另一位治疗师。我已经接受了大量的治疗。"

"但你从来没有看过一位认知治疗师，不是吗？"她问。

"没有，这是事实。"

我觉得这值得试一试。有什么可损失的呢？

所以我在一家私人医院见了他。他在一个空荡荡的、乳白色的房间里提供咨询。地毯是一种浅粉色，透过窗户我看到精心栽培的树木。我坐在一张有软垫的椅子上，他坐在桌旁，一边问我问题，一边记着笔记。这是一种截然不同的治疗方式，与我过去经历的大相径庭。C，我会这样称呼他，和E几乎没有什么共同点。他的方法就是瞬间变得友好、热情，并且不具任何挑战性。我感觉他没有想突破我的防御来对抗我内心的惊弓之鸟，反而是邀请它出来聊个天而已。他想提供帮助。

我第二次去探访，带回了C要求我做的作业。

他评论说："所以你从我们上次看见的那本大卫·伯恩的书中挑选出了两个特殊的规则。"

我熟悉《好心情手册》——我甚至向别人推荐过它——但是我从来没有读过这本书。我生性玩世不恭，对于琢磨一本书中的某个内容这件事，我本能地产生了抵触反应，因为书名太乐观、太荒唐，但我什么都没说。

"是的。有关如何更好地放弃自己的兴趣爱好以取悦别人的规则……我对这条持中立态度。另外，关于批评肯定会使被批评的人感到不安的规则……我坚决同意这条规则。"

我聆听自己背诵这些句子。我真的相信这些规则吗？

"这些规则很难遵守……"C看着我。

我低下头。我无法与他凝视着我的目光对视。听着这些规则被大声地说出来，现在看起来似乎很傻，但在某种程度上我完全同意这些规则。

"那么让我们谈谈第二条规则吧。"C继续说道，"你认为相信这一条规则的优势是什么？"

我愣了一下，吸了一口气，然后大声读道："嗯，我写下来了：人们会喜欢我，因为我不会让他们感到不安。我会是一个人们愿意花时间交往的人。我不会得罪别人……"我继续读，直到读完了我写在左半边纸上的一切内容。

"那么劣势呢？"

鉴于我刚刚强烈支持这种说法，我惊讶地发现我列出的缺点在数量上超过了优点。有一个缺点特别地醒目：我不知道是否有人会把我对他们所说的话误解为批评。我对此忧心忡忡，万一我说的某句话被当作批评了怎么办。这会占用我大量的时间来解释。实际上，我不停地反复思考这一点。"

"所以这使得生活对你来说相当艰难，因为你担心惹别人生气，但是也许生活中从不得罪任何人才是真正的难事？"

"我这还有：审查我说的一切真的很难……我的确有令人相当痛苦的幽默感。"这是真实存在的，如果你不想得罪人的话，幽默感会成为一个问题，"有时感觉很不公平，因为人们会对我很挑剔，这太伤人了。"

"很好，关于这一点你已经考虑了很多。但是遵守这些规则一定非常辛苦，不是吗？你真的需要花这么多的时间来努力达到这些崇高的目标吗？"他在质疑我，却是以一种非常客观的、不带成见的方式。我能听见我的牢笼发出轻轻的格格声。

"我花了很多时间做这件事，甚至一辈子，担忧此事。"这么多的时间和精力被浪费了，我听到内心的一个声音在说。

我们相互微微一笑。我们都知道终身的习惯是不容易改变的。

"当你沉思默想时，你所做的是试图解决问题，不停地审视事件和找到一个解决方案，但是这一切并没有发生。它不可能发生。它无济于事。"

我点头表示赞同。我明白他是对的。

打个比方，他轻轻地推了我一把。"也许是时候尝试一种不同的疗法了吧？"

我越来越喜欢 C。和他在一起，我感到很安全，即使我很清楚我们有几位共同的熟人，但我相信，我找他做心理咨询这件事，他永远不会透露给任何人。

⁓

几个星期后，C 和我谈论起我在会谈中所遇到的问题。

"我很情绪化，并且试图极力主张我的观点，我似乎让人感到害怕。然后我离开，并且忍不住思考这件事。"

"好吧，我相信你有时候不得不面对一些难以讨好的自我。"他狡黠地笑了。我知道他也当过大学教师，但是他并没有让我轻松过关。"我知道你可能会遇到同样相当具有挑战性的自我，如果你真的一直试图极力主张你的观点。我的意思是，不要误解我的意思……你对一切感到非常有激情，这一点是好的，但是它有一个缺点：你怎么样才能够换种方式来处理这个呢？"

C 帮助我为一个和一位同事即将进行的困难会谈作准备。他让我考虑我想从中实现什么，并且鼓励我尝试把这作为我的目标，仅此而已。

"但是接下来的几天呢？你打算如何应对总是思考会谈这件事？"他询问道。

"我不知道。努力不去想会谈这件事，并且在心里产生抵触，只会让事情变得更糟。"

我知道这是我持久的、侵入性的和无情的思维模式，它总是让我感到害怕，它让我怀疑我的大脑是否和我弟弟艾伦的强迫症大脑一样，真的都是连接功能失调。

C 实际上对谈论过去不感兴趣。他并没有太注意我对我早期生活的评论。然而，不知怎么地，我似乎已经设立了约束我生活的疯狂规则，当我思考这些规则时，不难看出它们都源于我的童年。我的父亲有一套类似的价值观，细想一下，在实践上他也遇到同样的问题，我以前从未真正想起过这一点。

C 似乎感到满意，因为我终于深入了解了我早期治疗中出现的问题的根源。

与我多年来遇到的一些认知治疗师不同——其中一位，当她几杯酒下肚之后，决心辩论是否存在"潜意识"——C 愿意承认我以前的努力是有价值的，我决心哀悼父亲这件事尤其有意义。

"有时一个人还没有准备好做我们正在做的那类事情，因为他们仍然处于危机中，或者试图解决他们生活中的一些重大问题。"C告诉我说。

"信不信由你，"我说，"我的情绪比几年前稳定多了。"

"那么极有可能是时机成熟了。"

他也不关心我是否想停止服用抗抑郁药。

"这取决于你和你的心理医生，但是我完全理解，你可能想继续服药。"

我知道我想继续服药，至少暂时如此。

~~~

然而，有关我弟弟和他终身疾病的恐惧念头不断侵扰着我，我最终跟C谈起了艾伦。我给他讲了一些我弟弟的故事，他是个很好的倾听者。我想他意识到我需要诉说，分享我的忧虑和恐惧。

我和他谈了首先显现在我弟弟困惑的童年中的那些问题，以及随着时间的流逝这些问题没有得到丝毫的缓和。艾伦继续日复一日地在梳洗、穿衣和脱衣上困难重重。

"他做过什么治疗？"C问。

"他入院治疗了一段时间——十几岁时住了很久的医院——但我不知道他有过什么治疗。"我后来意识到他很可能只接受了极少的治疗。

我弟弟在一个青少年科住了几个月，那是一家陈旧的精神病院，是位于英国东部林肯郡沼泽的一幢维多利亚式红砖建筑。医院坐落在地图上的某个地方，图上的等高线间隔太远，以至于找不到这些线，笔直的马路边并排着宽宽的排水沟，路从林肯郡的丘陵和沃什湾之间穿过。我在爱丁堡学习期间，我去那里探望过他一次。当火车停在站台上，车厢里的每个人都盯着你看，因为他们非常清楚你要去哪儿。那里只有医院，周围是一望无际的种植了土豆的田野，所以人们认为你一定多多少少地与疯狂沾点儿边，即使你不是一位病人。

艾伦在那里住了一阵子院之后，他没有回家，而是在一个住宅计划项目里待了一段时间，该计划针对"不适应环境的年轻人"。父亲去世时他没有来参加葬礼仪式，因为他的社工反对他出席。我现在知道当时犯了多么大的一个错误。参加葬礼可能会引起的潜在问题——例如，在一个仍处于发作期，无法理解到底发生了什么事情的精神病病人身上出现的问题——极少会超过一个人必须说"再见"的需要。

"我离婚后，我试图让他和我住在一起，"我告诉 C，"但是情况简直一团糟。头几天情况还马马虎虎，然后突然一下子，他不愿离开他的房间了。他还用卫生纸堵塞了厕所。他不愿跟我说话，而且他就是不愿从房间里出来。"当我想起那天早晨发生的事时，我感觉到我越来越焦虑不安。

但我感到太难为情了，难以启齿，所以不会告诉 C 在那之后发生的事情。

"怎么了？你为什么不起床？"我责问艾伦。

拒绝回答。

"你已经在里面待了三天了。"

我推攘着进了位于后面的卧室。我好不容易才进去，因为一把椅子抵在门把手上。在透过薄薄的窗帘照射进来的冬天早晨的朦胧光线下，我看到我弟弟蒙着羽绒被趴在床上。房间闻起来像马厩，臭烘烘的，他的一些衣服扔在床旁边的地板上。衣服被撕成几块。

"我起不了床。我就是无法面对，不得不做这一连串的事。"他听起来很虚弱，但是我第一次意识到我不再同情他，我只感到怒火中烧。从童年起有太多的历史，太多的回忆，如潮水般涌现，使我的大脑反应迟钝，让我无法用任何牵强附会的理由去应对这种情景。

"艾伦，拜托了。"

"不，走开，让我一个人好好地待着。"

"我就是受不了这个。"

接下来发生的事情仍然让我感到震惊万分。我被他彻底激怒了，我从房间的一个角落拎起一张凳子，把它砸在他盖着羽绒被的身体上。砸了两下。我真的认为我没有砸伤他，但是我知道我完全有此打算。

"请从这间房子里出去，现在！"

不到几分钟，他起了床，迅速地穿上没撕破的衣服，走了。床上脏兮兮的，一片狼藉。我掀掉铺盖卷，把它们一股脑地扔进了花园里的垃圾箱，又找人把床垫拉去了垃圾场。床垫上浸透了尿，无法清洗干净。

然后一切都结束了。

"我最终找了约克郡一家医院的一位教授给他看病，"这是我实际上跟 C 说的原话，"现在那家医院已经关闭了。"

"有帮助吗？"C 问。

"没有帮助，帮助不大，说实话。"

"我认为到那时候，到他接受所需的治疗的时候，已经为时已晚，来不及了。"

在他的疾病转成慢性病之前，我弟弟本该在年轻的时候就接受认知行为治疗，那样的话，治疗在他身上本来是会有起色的。但是这种疗法当时不盛行，等到他接受这种疗法的时候，他的疾病已经拖得太久，无力回天了。他根本就无法受益于这种疗法。在我们得到正确的帮助之前，我们的问题拖得越久，我们就越难改变。

艾伦也很固执。

即使在那时他就告诉我："我应该可以摆脱这种状态。我不需要护士或社会工作者，我不需要药物治疗。"

我仿佛听到父亲在通过他说话，带着一贯的我行我素，凡事依靠自己的口吻。

"我当时想帮助他，"我告诉 C，"但是我没办法……我现在也无能为力。我知道他想搬过来和我一起生活，但是我伺候不了他。他使我害怕。我仍然感到很内疚，因为我没有能力改变一切，我甚至无法面对他。"

"这听起来的确让人伤心……"

"我仍然担心如果我出了什么事，如果这些思维模式……我的意思是说，他们是同一类吗？我一直担心这种思维紊乱可能会发生在我的身上。"

我知道在许多方面，艾伦和我是如此相像。我们都继承了父亲的意志力。然而，有时似乎好像，他在关于健康和疾病的看法上以及不愿听取别人的意见这点上与爸爸不谋而合了，艾伦差一点以假乱真地让我们相信爸爸从来没有离开过我们。我怀疑我会永远心怀愧疚，因为我袖手旁观，帮助不了他，但是我知道我找不到解决他问题的方法。如果我试图承担起照顾他的负担，我害怕我会再次沉沦，万劫不复。每次我们交谈，这一点都会成为我反复思考的另一件事。

"根据你弟弟的病症，听起来他生活不能自理，" C开始说，"但是这和你所经历的不同。没错，虽然有一些相似之处，但它们完全不是一回事。"

在内心深处，我知道他是对的。的确有相似之处：我确实感觉好像艾伦和我的大脑神经元回路都出现了一些严重的问题。确实，有时感觉好像日常生活让我的大脑产生了如此痛苦的回响，我需要双手抱头来减轻生活带来的震动，让我的思想安静下来。我曾患上强迫症。撞车自杀的念头近乎强迫，一直萦绕心头，令人讨厌，又纠缠不休。抑郁时会产生强迫性思维，有强迫问题的人也会感到沮丧，这是可以理解的。但是大多数时间我所经历的就是反反复复地去想最近的谈话和发生的事件，试图去理解一个问题，结果徒劳无益，还搞得自己痛苦不堪。然而我没有那些主宰了弟弟生活的强迫性行为。

几周过去了，C开始教我应对沉思的一些具体方法。他先前通过一个实验向我证明了这一点，他让我在脑海中联想与一系列相当中性的词有关的记忆、想法和图像。当我允许自己去思考并且细想与这些单词相关的消极记忆或者图像时，我感觉到我的情绪发生了明显的变化，与他让我联想更多的积极的想法的时候截然不同。

"什么样的情绪？"C问道，"你留意到了什么？"

"我开始感到很低落、黯淡和空虚。"

所以下一步是尽量不要纠结于这些情绪。

"你了解心智觉知方面的一些研究吗？"

我的回答是肯定的。

我对它越来越感兴趣，虽然我的入门知识是通过阅读获取的，书中采用了佛教的方法来治疗抑郁症。C让我试着去坦白承认令人担忧的想法和图像的存在，而不是与它们纠缠。

"它们就在那里，但是你不必压抑它们，并且开始把它们琢磨来琢磨去。"他告诫我。

我在过去曾尝试冥思苦想，并且觉得它有助于管理我的焦虑，但是它是我在生活中暂时撇开的许多情绪之一，因为我永远无法"找到时间"来深思。我知道时间是一个弹性的概念，如果我真的想做，我就有可能挤出时间。对我来说不难理解C意欲何为。

在接下来的一周，每一次我发现自己在犯嘀咕，我就试图撒手不管我正在思考的问题。做到这点很不容易，我已经冥思苦想了很久，以至于没有注意到它是从何时开始的。我发现留出一个心理空间来存放问题似乎有用，我幻想着把我的烦恼箱放在书房角落里的一个步入式大橱柜的顶架上。我很少进到里面，虽然约翰总是要求我清空，以便腾出更多的空间。如果我整理了橱柜，他会很开心，而我也许可以把我的烦恼装满整个顶部的架子。

～

我的病人安娜开始找一位认知治疗师看病，几周过去了，她开始觉得一天比一天应对自如了。

"我在学习如何跟消极思维叫板。"她说。

心理学家称之为"消极自动思维"，但是通常有一个触发装置，某种情形会激起消极思想。在安娜的情况下，这些触发器通常在工作时间被触动，尤其在当她与老板以及其他同事沟通的时候。

"那么治疗是有帮助的啦？"

"是的，有帮助。当我经历所有与家人有关的问题时，我认为在过去不得不应对消极思维这件事不可能困扰我。我只是乱了方寸，但是现在似乎一天比一天更容易应对消极思维。有时我甚至不用去想如何应付。我只是像其他人一样按部就班地生活，像我从前那样生活，在抑郁症真正不请自来之前。"

"你还做过一些'预防复发'的研究吗？"

总是存在一种风险，抑郁症会卷土重来。然而，如果我们为复发的可能性做好了准备，并且能识别它的早期征兆，比如我们的消极思维和特定的症状增多了，我们知道这些将预示着更严重的抑郁症发作，那么我们就可以在事情变得更糟之前先发制人。

至于我，我的症状没有改变，我仍然难以入眠，半夜会被胃疼痛醒。有证据表明认知疗法有助于预防复发。

安娜从手提包里把笔记本掏了出来。"是的，我知道根据我的病史，我很可能会发作，但是我有心理准备。一切都写在这里。当我觉得需要时，我把它取出来，并且把我学到的知识通读一遍。"

我找 C 做了大约一年的治疗，每隔两三周与他会面一次。终于，我们回顾了我所取得的成绩。一年内我没有复发，但是有时候我的情绪低落。

我告诉他："我现在更多地懂得了如何实时控制自己的情绪，在日常生活中控制自己的情绪。我的另一个治疗也有帮助，但这种疗法大相径庭。"

找到一个似乎了解我的思维方式的人，也令人精神振奋。

在和 C 告别之后，我最后一次去了停车场，在车上坐了一会。我拿出日记，读了 C 让我构思的那个段落，在工作的时候，当我觉得会谈中我的思考失去控制以及我的焦虑水平上升时，他让我联想到的相关的消极情绪。

你身不由己地出现在某处，身边是那些让你感到不自在的人，你认为他们不喜欢你，而你当然也不喜欢他们中的一些人。他们有远大的抱负，并且信心十足，拨着自己的算盘和算着自己的账。

停顿片刻。做一个深呼吸。记住你为什么在这里，你想实现什么目标。

　　记住你的目标是什么。为了实现这些目标，你必须花时间与人打交道，但这并不意味着你必须喜欢他们，或者讨他们的欢喜，甚至试图成为他们中的一员。想象你的猫正坐在你的大腿上，你抚摸着它的耳朵。只是等待你的时刻，再一次深呼吸，言简意赅地阐述你的观点。

　　然后闭上嘴巴。

conclusion

结束语

在我的一生中，我学到了很多关于抑郁症的知识。我比过去更加了解抑郁症的起因和它会造成的后果。我可以帮助那些遭受抑郁症痛苦的人们。

在过去的 10 年里，每隔两三年我的抑郁症就会复发。我现在已经服用抗抑郁药连续超过 20 年之久。我出现过一些副作用，但是我通常可以忍受它们的摧残。与我工作有关的生活事件几乎总是触发我情绪低落的周期，沮丧的情绪时不时地变得更严重一些，因此需要改变疗法。我仍然很敏感，很容易受伤害，我仍然生活在无休止的恐惧状态中，害怕发现生活原来只是一场欺诈，我也经常焦虑。

日常生活仍然是一场争斗。然而，尽管患上了抑郁症，我照样事业有成，我的第二段婚姻也很幸福，我认为这两者都应归功于我长期不懈的心理治疗和药物治疗，每一种治疗方法都发挥了重要的作用。

我非常肯定，抑郁症不仅仅只有在美国精神病学协会的《症状的诊断和统计手册》（DSM）上或者《国际疾病分类》上列出的症状。至于"抑郁症"究竟可能有哪些症状，有近似、构造和猜测的方法。它们有助于我们的研究和临床工作，但是不应该被视为它们自身的基本真相。不幸的是，每天在全世界各地，它们都被视为它们自身的基本真相。我怀疑世上并非只有一种抑郁症，如《症状的诊断和统计手册》过去一直让我们相信的那样，而是有许多种不同的"抑郁症"，有着一些共同的特征和另一些截然不同的特征。

世上到处都是抑郁症患者，他们觉得与世隔绝，生不如死，甚至有些最终自杀身亡。他们有很多的共同经历——毫无疑问地包括心理医生死记硬背的那些抑郁症症状，和他们常常询问到的症状——但每个患者都有不同的故事来讲述他们的痛苦，他们都有许多不同的抑郁症起因。他们生活中出现的问题，正如我试图在本书中所表明的那样，不是简单的，而是复杂的；它们与人类状况的其他现实交织在一起：我们的脆弱、恐惧、丧失、创伤，爱的需求，孤独的痛苦，难以信任他人，在我们过去的难以释怀的悲伤中存在的问题。如果不承认并且解决这些经历，就无法真正地帮助一个抑郁症患者。这就是为什么仅仅依靠药物治疗从来都治愈不了抑郁症。

我也相信，生物学在我们经历抑郁的方式和原因中起着重要的作用。在过去的几年里，我了解了生物变化，在感到沮丧的一些人的大脑中，但是绝不是所有人的大脑中，可以发现这些变化。我们从父母那里继承了让我们脆弱的基因。抑郁症，对于许多人来说，是一种异常的身体体验。精神病学家称之为"精神运动障碍"的可怕的迟钝感觉，不仅仅是一个简单的心理现象。某件事情——虽然我们还不完全了解——发生在我们的脑功能，导致了抑郁症症状的"副现象"：情绪低落，无法享受生活，能量损失，无法清晰思考和拥有绝望的感觉。这些可以用药物来逆转，至少在一定程度上。但在长期和严重沮丧的人身上，可以看出大脑的结构发生了变化。当一个人经历了由紧张的生活事件所触发的严重抑郁症的复发，似乎大脑产生了某种"点燃"的效果，使得进一步发作更有可能发生。相信这一点并不意味着我在任何方面是一位生物还原论者，生物还原论者只是用简单的生物学术语来探究病因，而事实远非如此。我个人还没有意识到我"发炎的"大脑（炎症理论是诸多不同的抑郁症的生物学理论中最新的理论）是否已经以某种方式发生了结构性的变化或者我的神经递质——有助于传递电脉冲的化学物质——是否达到了全强度（虽然感觉像是当我没有开足马力的时候，这些神经递质没有达到全强度）。

严重的抑郁症是一个异常可怕的经历。它削弱了患者的生命力。它让每一天看起来好像一辈子。事实上，我认为力图把抑郁症解释为只是在应对生活事件时陷入了"可以理解的"困境的那些人，和神经科学家以及心理学家一样犯了某种生物学还原论的错误，神经学家聚精会神地阅读 MRI（磁共振成像）扫描，而心理学家力图把一切分解成"消极思考"的实例，有时候这会让患者感觉好像自己犯了错，因为没有"积极地"思考。抑郁症与所有这些因素有关，但是同时它也不是其中的任何一个因素造成的。

对于每个人来说，生物学、心理学、生活事件和困难（如悲伤、身体欠佳和社会隔离）这些不同的因素在诱发抑郁症和使抑郁症持续上起了作用，这些因素在不同的程度上发挥了重要作用。

抑郁症完全是一种个人疾病。它侵入灵魂，损害我们的自我意识，以及我们生存的理由，正如一只蠕虫钻到一个成熟苹果核里。我们都必须找到自己的方式来设法对付它所造成的破坏，但是以我自己亲身的经验，我知道我们可以做到这一点。

虽然我不是一个有宗教信仰的人，但是我的确知道，有些人觉得信仰能够给予克服抑郁症巨大的帮助。

也许神父真的是唯一可以帮助我们滋养灵魂的人，但是就个人而言，我怀疑这一点。我一生中的大部分时间都在帮助人们修补他们的灵魂，以便在修补自己灵魂的时候继续前行和接受别人的帮助。

尽管有些人可能会说，要求和接受帮助真的是没有什么可感到羞愧的。它表明你在随心所欲地做某事，而不是试图掩盖它，而那样做只会带来更多的问题。不幸的是，许多社会，包括我们自己的社会，还没有为这样一种诚实做好准备，但是我知道我的抑郁症不是我应该感到羞愧的理由，或者目前感到羞愧的理由。

我已经认识到能够真正与另一个人息息相通是多么重要，以便能够理解和克服问题，这些问题以一种或另一种方式，与我的沮丧情绪有关。能够与另一个人进行一场开诚布公的和有意义的对话，正如鲍勃·霍布森（在我职业生涯早期指导我的治疗的一位心理治疗师）在他的书《感觉的形式》所说的那样，是至关重要的，它使我们能够探索、学习和修改我们应对困难的方式，尤其是那些与我们的重要关系有关的困难。不仅从我的工作中，而且从我自己亲身经历的抑郁症之旅中，我已经认识到了这一点。

我开始意识到，为了防止抑郁症的复发，我需要滋养我自己的心灵，而不是在抑郁症发作时简单地修补它。我活了下来。我甚至在我选择的职业生涯中取得了成功。也许我父亲会为我感到骄傲，虽然他永远无法当面亲口对我说这句话。

写这本书时，我又一次回在苏格兰，坐在我的书桌前，透过我的窗口看着奥克尼大陆的沼泽地，规划着未来。这一刻终于来临，放弃我的工作，学会更好地照顾我自己的"自我"、身体和心灵，以及对我来说很重要的那些人。这是下一个挑战，这是我们所有人可以做到的，为了帮助我们自己克服抑郁症。

glossary

术语表

病因学：一种特定疾病或状况的原因（或几种原因）。在精神病学中，这意味着引发了当前疾病并且使它持续的潜在的脆弱、事件或经历。

双相情感障碍（以前称为躁狂抑郁症）：指既有抑郁发作，又有躁狂（情绪高涨，过度活跃）发作的一种状况，并且情绪可以从一个极端摇摆到另一个极端。精神病性症状（妄想和幻觉）也可能发生。没有精神病性症状的不太严重的情绪高涨被称为轻躁狂。

躯体变形障碍：一种焦虑障碍，导致一个人对自己的外表产生了一个扭曲的看法。尽管从别人那里得到了安慰，他们仍然花费大量时间，担心他们的外表，以至于干扰了他们的人际关系和日常生活。

认知行为疗法（CBT）：一种心理治疗，或者谈话治疗，着重改变一个人的思维和行为方式。它处理当前的问题，而不是探索过去。

强迫：一个人觉得需要重复的动作或想法，以减轻或避免强迫症引起的焦虑。

妄想：一种错误的个人信念，不受理性或相反的证据的约束，并且无法从一个人的文化或宗教背景来解释。

鉴别诊断：在解释一个病人的症状时，权衡一种状况与其他状况的概率的医学过程。在精神病学中，这意味着考虑和排除其他可能的诊断。

电休克疗法（ECT）：一种针对严重的精神疾病的治疗（通常是抑郁症），在全麻的情况下，电流通过一个人的大脑。这是一个非常有争议的治疗方法，它可以挽救生命，但也可能导致长期记忆问题。

幻觉：指一种体验，在此期间一个人听到、看到、感觉到、品尝到或者嗅到的某样东西，实际上只存在于他们的心中。

神经递质：一种通过神经细胞之间的间隙（突触）传递信号的化学信使。

强迫观念：一个人试图抵制一个反复出现的想法、主意或表象，但是导致了内心焦虑（都是因为痴迷和试图抗拒它）。

强迫症（OCD）：一种心理健康状况，在这种状态下，一个人有着强迫观念和强迫行为。

地方检察官：苏格兰公诉人，他负责调查所有突然的和可疑的死亡（类似于其他法律制度下的验尸官）。

心理动力学心理治疗：一种谈话治疗，治疗过程中，治疗师帮助患者看清楚过去所发生的事情对他们目前生活的影响。类似于精神分析（基于西格蒙德·弗洛伊德的研究），但是没那么集中（每周一次，而不是几次）。

精神病患者：意味着该病人正在经历妄想和／或幻觉。

精神分裂症：一种诊断，针对那些有严重的、长期的精神疾病患者，常常出现各种精神症状，包括幻觉、妄想、思维和行为改变出现困难。

选择性 5- 羟色胺再摄取抑制剂（SSRI）：一种抗抑郁药，被认为能够增加大脑中 5- 羟色胺（一种神经递质）的活动（尽管目前尚不确定这些药物的疗效）。

社交恐惧症：一种对社交场合的持续性和压倒性的恐惧，比如购物、会见陌生人和在公开场合进餐。它比只是害羞更具有致残性。

特别护理：在心理健康护理方面，指为住院病人提供不间断的陪护，以免病人自残或伤害别人，并且观察他们的行为。

bibliography

参考书目

乔治 . W · 布朗和蒂里尔 · 哈里斯 抑郁症的社会根源：在女性精神障碍的研究（1979，特维斯特克出版社）

大卫 . D · 伯恩斯 感觉良好：新情绪疗法（1980，埃冯书局）

西格蒙德 · 弗洛伊德 "哀悼与忧郁" 西格蒙德 · 弗洛伊德全集标准版。第十四卷（1914—16），詹姆斯 · 斯特雷奇译（1957，霍加斯出版社和精神分析学院）

欧文 · 戈夫曼 精神病院：有关精神病人和其它被收容人员的社会状况的文章（1961，锚书局）

罗伯特 . F · 霍布森 感觉的形式：心理治疗的核心（1985，劳特利奇出版社）

凯 · 雷德菲尔德 · 贾米森 一颗永不宁静的心灵：一部情绪和疯狂的回忆录（1995，阿尔弗雷德 A. 克诺夫出版社）

伊丽莎白 · 库伯勒－罗斯 论死亡与临终（1969，特维斯特克出版社）

达里安 · 利德 新黑色：悲哀，忧郁和抑郁症（2009，企鹅出版社）

蒂姆 · 洛特 干玫瑰的芬芳（1997，企鹅出版社）

安东尼 · 施托尔 孤独：回归自我（1988，自由出版社）

伊丽莎白 · 沃策尔 百忧解的国家：年轻和沮丧在美国——一本回忆录（1995，河源出版社）

sources of information and support

信息来源和支持

匿名戒酒协会支持那些需要帮助的有酗酒问题人。

www.alcoholics-anonymous.org.uk

焦虑英国为感到焦虑的人提供支持，信息和关怀。

www.anxietyuk.org.uk

CALM（反对悲惨地生活的运动）特别针对有心理健康问题的年轻人。
网站提供信息，并且在下午五点至午夜时分有一个日常支持热线。

www.thecalmzone.net

抑郁联盟提供有关抑郁症的信息和运作当地自助团体。

www.depressionalliance.org

充分享受生活提供免费在线自助治疗。某些部分要求注册，还有一个可以购买小册子的链接（电子书格式）。

www.llttf.com

精神健康基金会提供全方位的心理健康问题的相关信息以及可下载的小册子。

www.mentalhealth.org.uk

心灵是英格兰和威尔士地区精神健康的主要志愿机构。网站提供所有的心理健康问题方面的可下载的信息和支持，以及有用的信息导航服务。

www.mind.org.uk

在苏格兰，联系苏格兰心理卫生协会（SAMH）。

www.samh.org.uk

NHS选择（国民医疗保健系统）提供所有的心理健康问题与治疗方面的大量的有用信息，包括播客。

www.nhs.NHS.uk

诺森伯兰郡，泰恩－威尔郡NHS信托发布可供下载的自助小册子，涉及许多话题，从焦虑和抑郁症到家庭暴力、愤怒和羞怯。所有信息可以免费下载，但是如果索取印刷的小册子，则需要付费。

www.ntw.nhs.uk/pic/selfhelp

反思精神疾病向有精神健康问题的人，以及他们的家人和照顾者提供信息。网站也运作当地的团体。

www.rethink.org

有一个咨询和信息服务站，从早上10点开放至下午2点，周一至周五。

皇家精神科医学院发布有关心理健康问题，治疗和服务的广泛的免费下载的信息。

www.rcpsych.ac.uk/mentalhealthinformation.aspx

撒玛利亚会提供一天24小时，一周七天的热线电话谈心服务。你不必有自杀倾向才与他们联系。

www.samaritans.org

心智健全提供所有的心理健康问题方面的信息和支持。

www.sane.org.uk

UK Council for Psychotherapy holds the national register of accredited psychotherapists and enables you to search for a therapist.

英国心理治疗协会把全国认证的心理治疗师都登记在册，让你可以查找一位治疗师。

www.ukcp.org.uk